TECAR TRAIN
테 카 트 레 인

윈백 테카테라피 마스터들의 주요 질환별 실전 프로토콜

  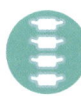

다빈치엑스티 | 다빈치아카데미

| 머리말 |

"원백 테카트레인 출발에 앞서"

원백 테카테라피가 국내에 알려져서 보급되기 시작한지 어느덧 6년이란 시간이 흘렀습니다. 처음 테카에너지를 접하고 낯설어 하던 치료사들도 이제는 테카에너지, 테카테라피라는 컨셉에 익숙해 하며 큰 관심을 보이고 있습니다. 테카테라피라는 치료 컨셉을 자신의 치료 테크닉과 접목하여 임상에 적용하고 있는 치료사들은, 어느덧 본인들만의 독창적인 프로토콜들을 만들어가고 있습니다.

테카테라피는 고정되고 정형화된 법칙이 아닌, 테카에너지라는 동일한 수단을 이용해 치료사 저마다의 다양한 솔루션을 만들어내는 창의적인 컨셉입니다. 테카테라피를 소개하기 위해 출판된 실전 테카테라피 제1권과 제2권에서 상지와 하지, 주요 근육의 문제를 해결할 수 있는 가이드라인을 제시한 바 있습니다. 그러한 가이드라인들이 씨줄과 날줄처럼 엮여 다양한 근골격계 질환들에 적용될 수 있는 테카테라피 프로토콜들이 만들어지고 있음은 매우 고무적인 일입니다.

테카테라피의 진정한 가치는 어떠한 치료 도구, 치료 테크닉과도 자유자재로 결합해서 활용할 수 있다는 데에 있습니다. 치료사의 관심과 아이디어만 있다면 얼마든지 저마다의 다양한 테카테라피를 개발하고 치료에 활용할 수 있는 것입니다. 그런 관점에서 각기 다른 경력, 경험을 가지고 있는 치료사들의 테카테라피 프로토콜을 모아 소개하는 것은 큰 의미가 있다고 생각합니다.

이 책에서 소개하는 치료사 각자만의 프로토콜에는 주요 근골격계 질환을 정확히 감별할 수 있는 진단방법 및 치료 기전에 따른 단계별 접근법이 명료하게 소개되어 있어, 실제 치료시 그대로 적용하기에 손색이 없다고 생각합니다. 더 나아가 이 책에 소개되어 있는 프로토콜에 본인만의 아이디어나 치료 테크닉을 가감해서 사용한다면 더욱 효과적으로 환자들을 치료할 수 있을 것입니다.

우리 몸을 구성하고 있는 수많은 해부학적 구성요소들은 각각 개별적으로 존재하고 기능하는 것이 아닌 하나의 통합적인 유기체로서 이어져 있습니다. 그렇기 때문에 하나의 근골격계 질환을 치료하기 위해서는 연관되어 있는 다양한 요소와 문제들을 고려해서 해결해야 하고, 부분보다는 전체를 고려한 통합적인 접근이 필요합니다. 테카테라피는 전체와 부분, 내부와 외부, 연부 조직과 경부 조직을 하나로 아우르면서, 수동적으로 때로는 능동적으로 환자를 케어할 수 있는 통합적인 치료 컨셉입니다.

그런 의미에서 '트레인' Train(잇따라 연결된 단위, 무리 또는 개념) 이라는 '통합적 치료'의 의미를 상징할 수 있는 제목의 책이 기획되었습니다. 또 다른 의미로는 여러 치료사분들의 테카테라피 프로토콜이 많은 분들에게 공유되면서 더욱 가치있는 치료법으로 확대 재생산 되기를 바라는 의도에서 '트레인' 이라는 단어를 생각했습니다. 마지막 의미로 이 프로젝트는 멈추지 않고 계속 이어질 것이라는 연속성을 나타내기 위해 '트레인' 을 떠올렸습니다. 앞으로도 테카테라피를 활용하는 치료사들이 더욱 많아질 것이고 그런 만큼 새로운 프로토콜들은 계속 만들어질 것입니다. 많은 치료사들에게 소개하고 공유할 수 있는 테카테라피 프로토콜을 꾸준히 소개하면서 '테카트레인'은 멈추지 않고 달릴 것입니다.

| 목차 |

머리말 "테카트레인 출발에 앞서" ··· 2

I. 윈백 테카테라피의 적용방식 ··· 5

II. 윈백 테카테라피 ·· 11

1. 안면 및 경추(Face & Cervical)
  1) 삼차신경통(Trigeminal neuralgia) ··· 14
  2) 견갑거근 증후군(Levator scapular syndrome) ···························· 22

2. 요추(Lumbar spine)
  1) 추간판탈출증(Herniated intervertebral disc) ······························· 30

3. 견관절(Shoulder)
  1) 동결견, 유착성 관절낭염(Frozen shoulder, Adhesive capsulitis) ············· 40
  2) 흉곽출구증후군(Thoracic outlet syndrome) ································ 48
  3) 충돌증후군(Impingement syndrome) ·· 56

4. 주관절(Elbow)
  1) 테니스엘보우, 외측상과염(Tennis elbow, Lateral epicondylitis) ············ 68

5. 고관절(hip Joint)
  1) 고관절충돌증후군(Hip impingement syndrome) ························ 76

6. 슬관절(Knee Joint)
  1) 슬관절 전치환술(Total knee replacement arthroplasty) ············ 86
  2) 전방십자인대 손상(Anterior cruciate ligament injury) ············· 96
  3) 슬개대퇴통증증후군(Patellofemoral pain syndrome) ················ 104

Ⅰ. 윈백 테카테라피의 적용방식

I. 윈백 테카테라피의 적용방식

기술의 발전과 함께 테카테라피는 치료사가 사용하기 더욱 편리하고 안전한 방향으로 진화하고 있습니다. 또한, 다양한 액세서리들이 개발, 보급됨으로써 치료사 고유의 테크닉과 테카에너지가 결합되어 강력한 시너지 효과를 발휘하는 것이 더욱 수월하게 되었습니다. 테카테라피에 사용되는 액세서리들은 기존의 일렉트로드가 다양한 형태로 변형된 것입니다. 이러한 액세서리들이 다양하게 활용되는 치료방식들을 살펴보도록 하겠습니다. 해당 치료방식들은 프랑스 테카테라피 장비, WINBACK BACK 3se 에서 사용하는 액세서리 및 적용방식들을 사례로 설명합니다.

1) TECAR 1.0, Mobile and Fixed

테카 1.0은 가장 오래되고 일반적으로 알려진 적용방식입니다. 리턴플레이트는 신체의 안정적인 부위에 밀착시키고, 일렉트로드로는 환부를 문지르면서 치료합니다. 이러한 방식은 기존 고주파치료의 적용방식과 같습니다. 테카 1.0은 치료 목적에 따라 여러가지 변화가 가능합니다. 일렉트로드로 접촉하여 러빙하기에 곤란한 부위는 치료사의 손을 통해 테카에너지를 전달하며 치료사의 손가락을 도자처럼 사용할 수 있습니다. 이러한 형태의 변형은 마이백 Myback이라고 불리웁니다. 또한, 기존의 일렉트로드 대신 블레이드 형태의 일렉트로드로 교체하여 '근막이완' 에 이용할 수도 있습니다.

반대로 리턴플레이트에 변화를 줄 수도 있습니다. 일반적인 방식의 스테인레스 리턴플레이트는 평면이어서 신체의 굴곡진 부위에 밀착시키기 힘들 때가 있습니다. 이런 경우, 접착식 리턴플레이트를 사용하면 신체의 굴곡진 부위에도 자유롭게 부착이 가능하고, 환자가 앉거나 눕는 등 자세의 제한이 없이 치료를 받을 수 있어, 동적이고 창의적인 적용이 가능해 집니다.

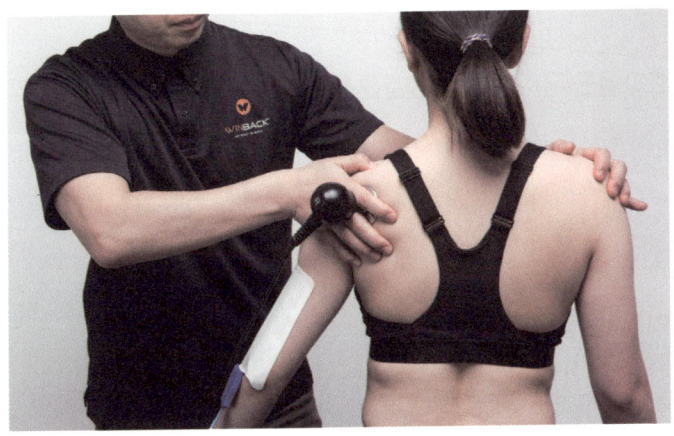

사진 1-1 테카 1.0, 고정 리턴플레이트와 모바일 일렉트로드

2) TECAR 2.0, Dual Fixed

일렉트로드와 리턴플레이트를 모두 환자의 신체에 고정시켜놓고 적용하는 방식을 테카 2.0 이라고 합니다. 일렉트로드와 리턴플레이트는 각각 신체에 부착하거나, 묶을 수 있는 형태로 변형된 것을 사용합니다. 이 방식에서 치료사는 두 손이 모두 자유로운 상태로 자신의 치료테크닉을 마음껏 발휘할 수 있습니다. 나아가 스트레칭 및 액티브한 엑서사이즈까지 그 활용범위를 확장시킬 수 있습니다.

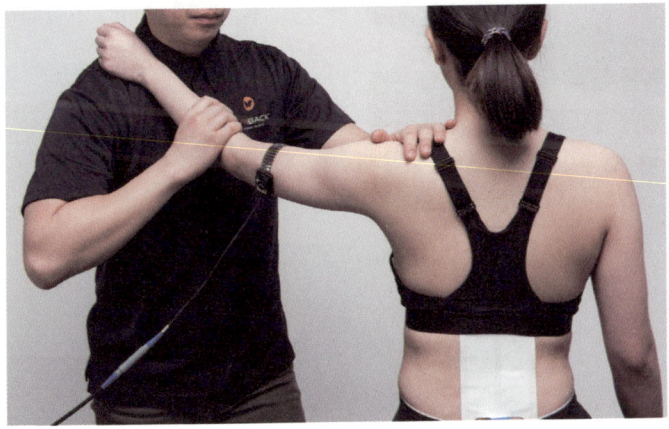

사진 1-2 테카 2.0, 치료사 Hands Free

3) TECAR 3.0, Dual Mobile

테카 2.0과는 반대로 일렉트로드와 리턴플레이트 두 개의 액세서리 모두를 치료사의 손에 쥐고서 치료하는 방식입니다. 이 방식은 RET를 이용한 관절부위의 치료에 탁월한 방식으로서 테카에너지를 치료사의 두 손 안에서 자유자재로 운용할 수 있습니다. RET를 이용하여 관절 및 관절을 둘러싼 힘줄이나 인대 등을 치료하기 위해서는 리턴플레이트와 일렉트로드가 서로 마주 보게 위치하고 그 사이에 해당 관절 부위가 오게 세팅 하는 것이 기본입니다. 그러나 실제 임상에서 이러한 세팅은 제약이 많고 번거롭기 때문에, CET를 이용할 때의 리턴플레이트 위치를 바꾸지 않고, 그대로 RET를 적용하는 경우가 많습니다. 하지만 리턴플레이트를 손에 쥐고 사용할 수 있는 형태로 변형시키면, 치료사가 한 손에는 일렉트로드, 또 다른 한 손에는 리턴플레이트를 쥐고 다양한 각도, 다양한 위치, 다양한 자세에서 관절 내부 및 그 주변부에 입체적으로 테카에너지를 적용시킬 수 있습니다. 또한, 관절의 동작 Movement 을 유도하면서 치료하는 등의 액티브한 접근이 가능해져 더 나은 효과를 기대할 수 있습니다.

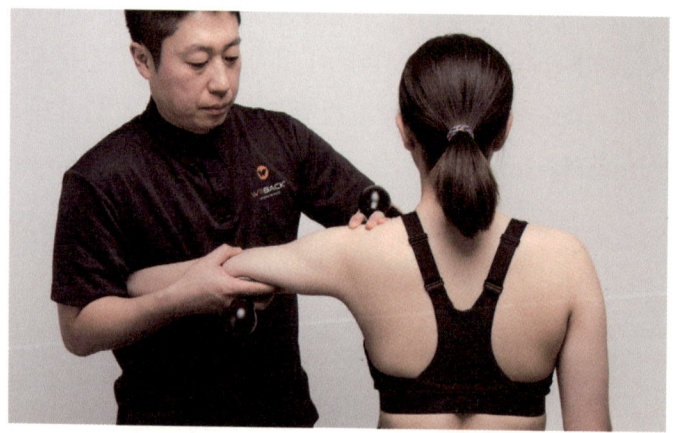

사진 1-3 테카 3.0, 듀얼 모바일 일렉트로드

4) TECAR 4.0, Multi Polar

멀티폴라라는 형태의 액세서리를 이용하면 리턴플레이트와 별도의 일렉트로드를 사용하지 않고도 치료가 가능합니다.

멀티폴라는 리턴플레이트와 일렉트로드가 액세서리 안에 함께 포함되어 있어 좁은 신체부위, 얇은 신체조직에 효과적으로 테카에너지를 전달합니다. 손목, 팔꿈치, 발목, 족저근막, 턱관절과 같이 부위가 좁고, 표층부에 위치하는 조직을 치료하는 경우 멀티폴라를 이용한 테카 4.0을 활용하면 편리합니다.

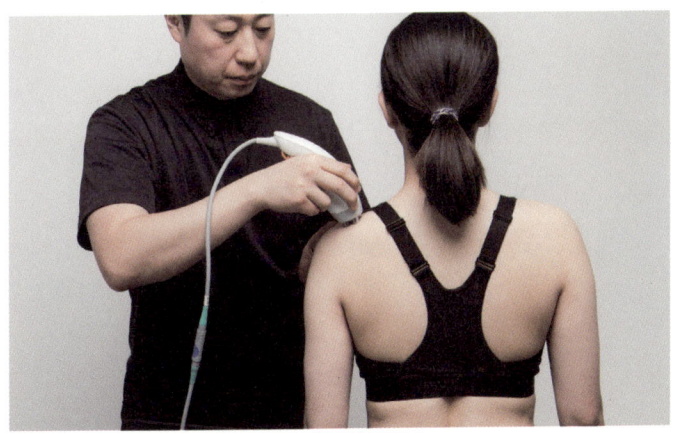

사진 1-4 테카 4.0, 멀티폴라

5) TECAR 5.0, Double Attachment

RET의 적용에 있어 패치 플레이트나 일렉트로드 두개 동시에 사용하는 방식입니다. 좀 더 넓은 부위에 테카에너지를 전달할 수 있습니다. 또한 CET와 RET일렉트로드를 동시에 쥐고 적용할 수 있는 SWAP을 이용할 경우, 연부 조직과 경부 조직을 동시에 치료할 수 있게 되어, 치료 시간은 단축되고 입체적이고 복합적인 치료가 가능해 집니다.

위에서 설명한 다섯 가지의 적용방식 외에도 다양한 적용방식들이 계속 개발되고 있습니다. 단순히 액세서리의 형태를 변형시키는 방법 외에도 주파수를 바꾸거나, 다른 파형의 전류를 추가하는 방식으로 테카에너지에 변화를 주는 시도들도 이어지고 있습니다. 기존 방식의 불편함과 단점은 최소화 시키고, 임상 현장에서 요구되는 치료사들의 니즈 Needs는 적극 반영되는 상황에서 앞으로도 테카테라피의 치료적 확장 가능성은 무한하다고 보여집니다.

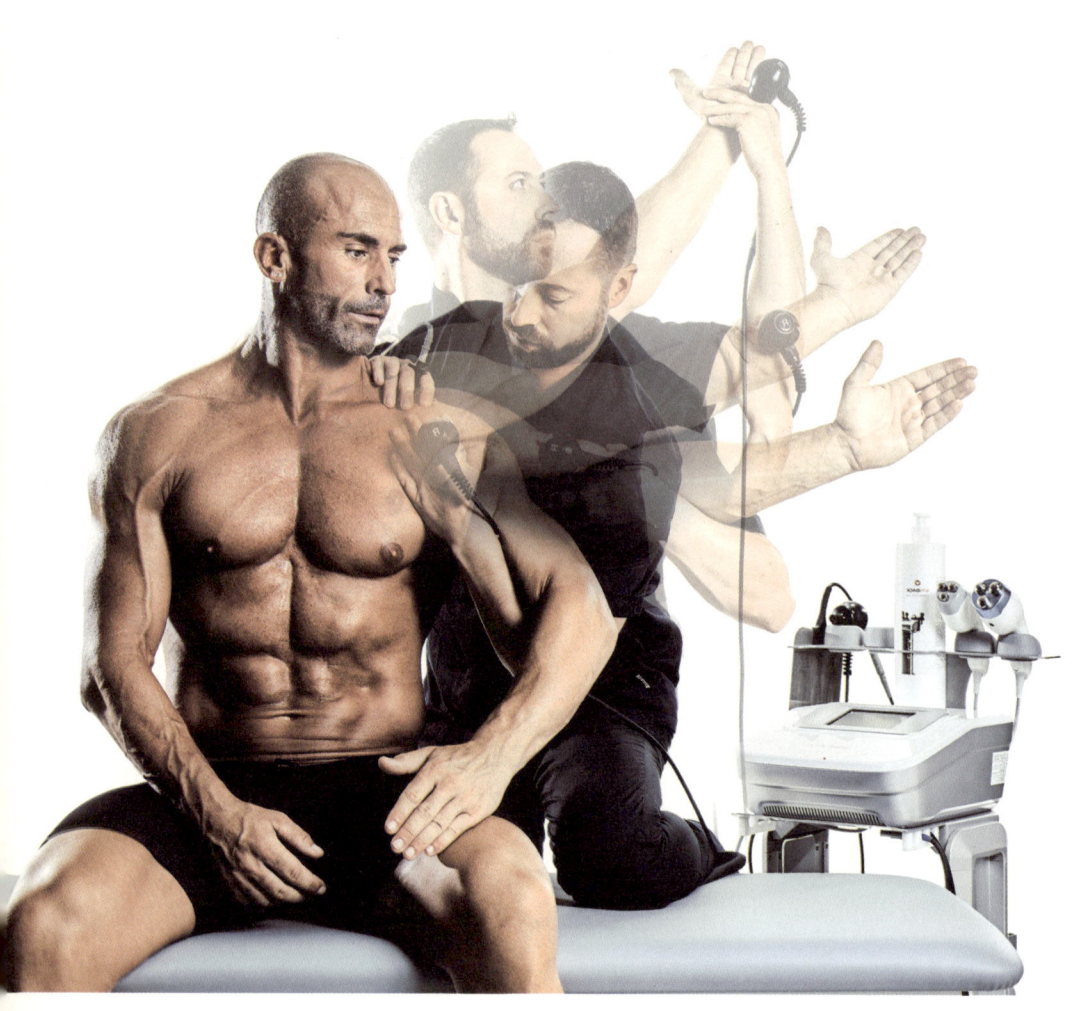

II. 윈백 테카트레인

1. 안면 및 경추(Face & Cervical)
2. 요추(Lumbar spine)
3. 견관절(Shoulder)
4. 주관절(Elbow)
5. 고관절(Hip joint)
6. 슬관절(Knee joint)

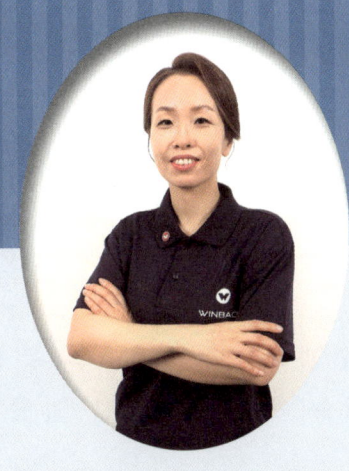

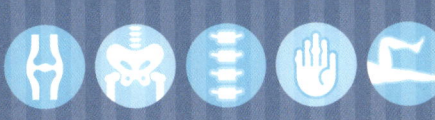

나현경

서일교 정형외과 도수치료사
WINBACK TECAR Therapy 전문가
WCNE 정회원
기능교정학회 정회원
Motion taping 트레이너

> "
> 각종 난치성 질환을 치료하는
> 저에게 윈백은 혁신적인 파트너였습니다.
> 섬세하고 깊이 있는 심부열은
> 질병으로 오랫동안 고통받던 환자들에게 희망을 선사해 주었고,
> 저에게는 치료사로서 한단계 더 발전할 수 있는
> 발판이 되어주었습니다.
> 윈백의 지속적인 업그레이드와 숙련된 교육 시스템은
> 기존에 접근하기 힘들었던 질환들을 치료하는 데에도
> 많은 도움을 주리라 확신합니다.
> "

1. 안면 및 경추(Face & Cervical)

1) 삼차신경통(Trigeminal neuralgia)

■ **삼차신경통의 정의**

삼차신경통은 대표적인 안면통증질환 중 하나로 얼굴의 감각과 운동을 담당하는 열두쌍의 뇌신경 중 제5번 신경인 삼차신경에 이상이 생겨 발생하는 통증입니다.

삼차신경은 안가지(V1, ophthalmic branch), 상악지(V2, maxillary branch), 하악지(V3, mandibular branch)로 나눠집니다.

삼차신경통의 발생원인은 삼차신경 주위에 발생한 감염이나 외상, 염증의 후유증 같은 직접적 요인과, 근골격계 정렬의 문제(잘못된 자세에서 기인)로 발생한 신경과 혈류 공급의 장애와 같은 간접적 요인이 있습니다.

삼차신경통의 증상은 원인에 따른 구분없이 다양하게 발현될 수 있습니다. 삼차신경 부위에서만 발현되거나 여러가지 증상(편두통, 이명, 난청, 안면신경장애, 목디스크 등)과 함께 복합적으로 발현되기 때문에 삼차신경통을 관리하려면 발현되는 증상에 따른 맞춤식 치료가 이루어져야 합니다.

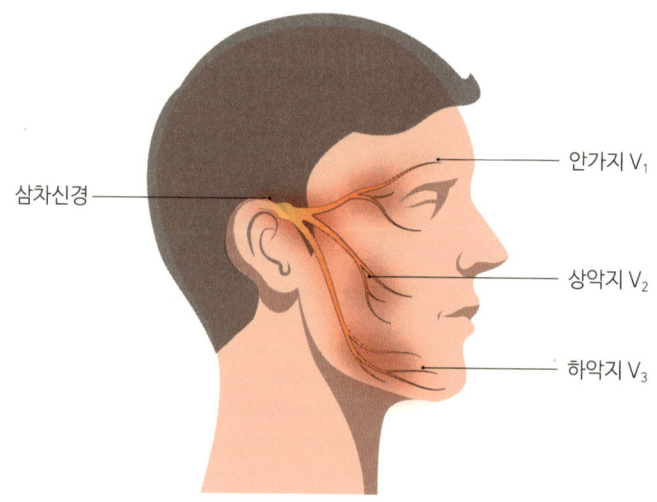

그림 1-1 삼차신경

주요 증상

- 한쪽 안면 부위에 통증을 호소합니다. (편측성 통증)
- 한쪽 안면 부위에 갑작스럽게 통증이 발생합니다.
- 통증이 발생하면 짧게는 몇초에서 길게는 2분 정도 지속됩니다.
- 말하거나, 얼굴부위를 만지거나, 음식을 씹을때 특정부위에서 통증이 발생합니다.
- 혓바닥이 따가워서 음식을 못먹는다고 호소합니다.
- 입천정에 무언가 닿으면 이상감각을 느낍니다.
- 이가 아파서 치과에 가도 치아에는 문제가 없다고 합니다.
- 말을 할때 얼굴에 심한 통증을 호소합니다.
- 얼굴이 따가워서 세수를 할 수가 없습니다.
- 안면통증으로 에어컨이나 선풍기 바람을 쐴 수가 없습니다.
- 환측 측두부의 머리카락이 당겨지면 엄청난 통증을 호소합니다.
- 눈이 따갑고 아프다고 하는 등 안면과 안구쪽에 통증을 호소합니다.
- 남성보다 여성에게 빈번하게 발생합니다.

■ 삼차신경통 검사방법

❶ 감각 검사(Sensory test)

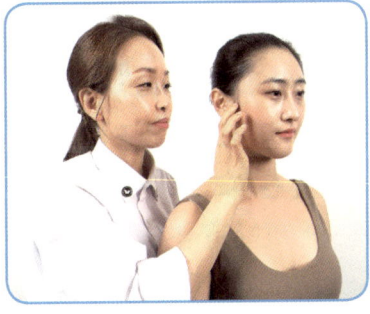

삼차신경 세분지(안가지, 상악지, 하악지)의 양쪽 감각 차이를 도구나 손으로 가볍게 터치하여 확인합니다. 특히, 안가지는 머리 상단까지 올라가므로 두피도 확인해줘야 합니다. 터치시 통증 또는 이상감각이 나타난다면 양성으로 볼 수 있습니다.

❷ **운동 검사**(Exercise test)

이를 꽉 문 상태에서 교근과 측두근의 양쪽 힘이 동일한지 확인합니다. 입을 살짝 벌린 상태에서 턱을 아래로 당겨보아 힘이 동일하게 들어가는지 확인합니다. 양성인 경우 양쪽 턱의 힘이 다르거나 통증이 있습니다.

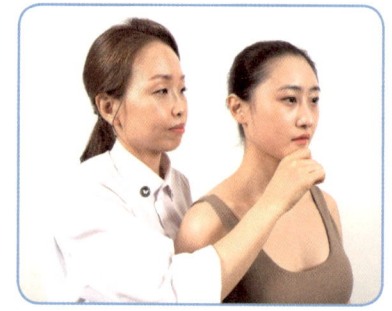

❸ **각막반사 검사**(Corneal reflex test)

각막에 솜을 가볍게 대어 깜빡임이 일어나는지 확인합니다. 양성인 경우 눈의 반사반응이 느립니다.

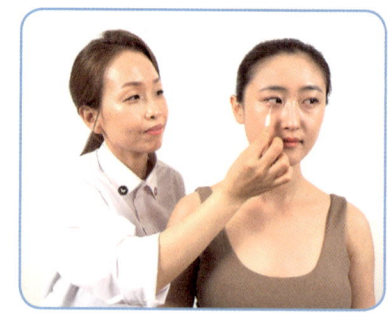

■ 삼차신경통 치료의 핵심 포인트

❶ **삼차신경과 주변부의 영양공급을 담당하는 혈관내의 혈액순환을 증가시킵니다.**

　　삼차신경통의 보존적 치료에서 가장 중요한 것은 '혈액순환의 증진'입니다. '혈액순환의 증진'은 간접적 요인의 증상을 치료하는 핵심일 뿐 아니라 직접적 요인의 치료에도 도움이 됩니다. 혈액순환에 영향을 주는 주요 혈관은 추골동맥(삼차신경, 뇌신경, 후두부-소뇌에 혈액 공급)과 내, 외경동맥(안면, 두경부에 혈액 공급)입니다. 추골동맥은 사각근의 근긴장에 의해 유착될 수 있습니다. 내경동맥과 외경동맥은 흉쇄유돌근의 근긴장에 의해 유착됩니다. 혈액순환을 증가시키기 위해서는 표층에 있는 흉쇄유돌근과 사각근의 근긴장을 먼저 줄여준 다음 심부에 유착되어 있는 주요 동맥과 정맥의 순환을 증진시킵니다. 근긴장이 이완되어야 삼차신경 손상의 회복에 도움을 줄 수 있습니다.

❷ **삼차신경통의 유착을 만드는 근육을 이완합니다.**

　　삼차신경은 횡돌공, 교근, 측두근, 관골부, 코입술주름 부위 등에서 잘 유착됩니다. 유착되어 압통점이 생긴 부위나 예민하게 반응하는 부위를 확인하여 치료합니다.

❸ 근골격계 균형을 맞춰줍니다.

척추의 분절적 기능의 회복을 위하여 표층근육들을 이완하고 탄력성을 회복시켜 상체의 밸런스를 잡아줍니다. 이는 심부근육의 움직임이 향상되는 환경을 만들어 줍니다. 척추의 분절적 움직임을 향상시키기 위하여 후두하근과 경장근, 다열근의 기능 회복이 중요하며, 이는 두경부의 균형과 혈액 순환에 중요한 역할을 합니다. 후두라인과 다열근을 이완하여 두경부의 균형을 맞추고 혈액순환을 촉진할 수 있습니다.

■ 삼차신경통 테카테라피 프로그램

단계	자세	플레이트	설정	치료방법	적용시간 (총 17분)
1단계	Prone	Abdominal	TECAR 1.0 CET, Dynamic 40~50%	심부조직을 이완하기 전 표면근육을 이완합니다. 경흉추부 척주기립근과 승모근의 기시점과 정지점을 따라 러빙합니다.	3분
2단계	Prone	Abdominal	TECAR 1.0 RET, Mini convex 20~30%	후두부 통증을 줄이기 위해 미니컨벡스(Mini convex)일렉트로드로 두반극근과 다열근에 압력을 주며 러빙합니다.	3분
3단계	Supine	Mid back	TECAR 1.0 CET, Dynamic 30~40%	경동맥 순환을 촉진하기 위하여 사각근, 흉쇄유돌근, 광경근의 기시점과 정지점을 따라 러빙합니다.	3분
4단계	Supine	None	TECAR 4.0 Multipolar, 30%	강한 열을 적용하는 멀티폴라로 신경과 혈관에 영향을 주는 근육과 관절을 이완합니다.	3분
5단계	Supine	Mid back	TECAR 5.0 2 Bracelet 30~40%	도수테크닉으로 신경과 혈관에 영향을 주는 근육과 관절을 이완합니다.	5분

[1단계]

굳어진 심부근육을 치료하기 위하여 표층에 있는 척주기립근과 상부 승모근을 이완합니다.

• 환자자세 : Prone position	• 플레이트 : Abdominal
• 설정 : TECAR 1.0, CET, Dynamic, 40~50%	• 적용시간 : 3분

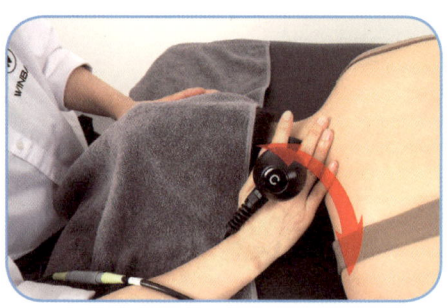

1. 목의 후면부 근육을 모두 이완시키기 위하여 항인대 및 유양돌기 주변을 중심으로 꼼꼼하게 러빙합니다.
   다음 치료를 위하여 표층 근육인 척추주변과 승모근을 부드럽게 이완합니다.

[2단계]

두반극근과 다열근의 경직은 신경과 혈관의 흐름을 방해할 수 있으므로 이완시켜 줍니다.

• 환자자세 : Prone position	• 플레이트 : Abdominal
• 설정 : TECAR 1.0, RET, Mini convex, 20~30%	• 적용시간 : 3분

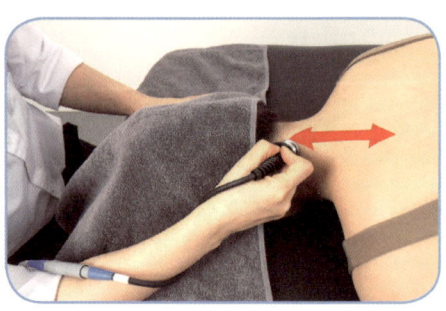

1. 미니컨벡스 일렉트로드로 후두라인의 유양돌기 주변 및 두반극근, 다열근의 주행 경로를 따라 압력을 유지하면서 근육을 이완합니다.
   열감 및 압력의 정도는 환자의 성별에 따라 개인차가 있기 때문에 그에 맞춰 조절해 줍니다.

[3단계]

목과 머리로 가는 동정맥 순환을 촉진하고, 목과 어깨 근육의 유착을 풀어 밸런스를 회복합니다.

• 환자자세 : Supine position	• 플레이트 : Mid back
• 설정 : TECAR 1.0, CET, Dynamic, 30~40%	• 적용시간 : 3분

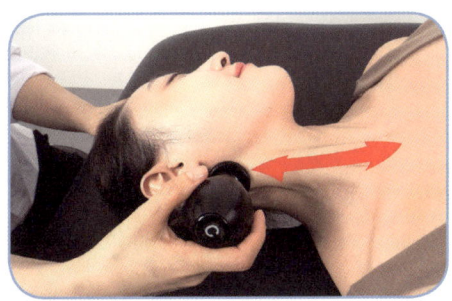

1. 사각근, 흉쇄유돌근, 광경근의 기시점과 정지점을 따라 부드럽게 러빙을 합니다.

[4단계]

손상된 삼차신경의 회복을 위해 안면부의 혈류순환을 원활하게 합니다.

• 환자자세 : Supine position	• 플레이트 : None
• 설정 : TECAR 4.0, Multipolar, 30%	• 적용시간 : 3분

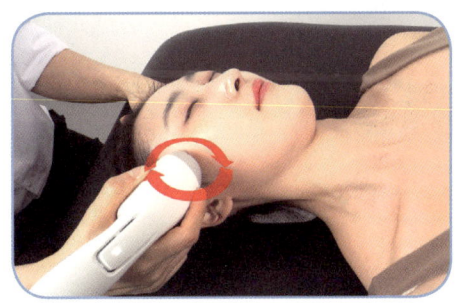

1. Multipolar를 이용해 안면부를 전체적으로 부드럽게 러빙한다. 교근과 측두근 관골부 위주로 전체적으로 따뜻해질 때까지 적용합니다.
안면부는 온도가 빨리 상승하므로 너무 오랫동안 러빙하지 않아도 됩니다(한 부위당 30초). 충분히 온도가 상승하면 손으로 가볍게 마사지해 줍니다.

[5단계]

심부열과 함께 도수테크닉을 적용하여 안면부의 혈류 공급을 원활하게 합니다.

• 환자자세 : Supine position	• 플레이트 : Mid back
• 설정 : TECAR 5.0, 2 bracelet, 30~40%	• 적용시간 : 5분

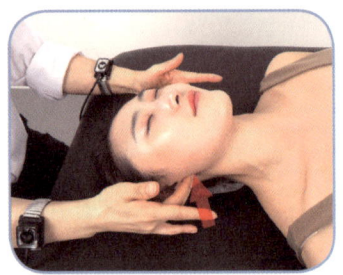

1. Bracelet을 양쪽에 착용하고 양쪽 횡돌기공에 손가락을 접촉해 열을 집중시킵니다. 환자와 대화하며 충분히 따뜻해졌다고 생각되면 손을 떼고 도수테크닉을 적용합니다.
2. 주요 근육과 관절인 TMJ, 측두근, 상악지 분지, 안와하공, 안와상공 부위를 심부열과 도수테크닉을 이용해 순서대로 이완해 줍니다.

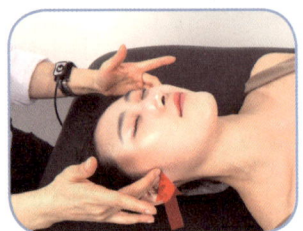 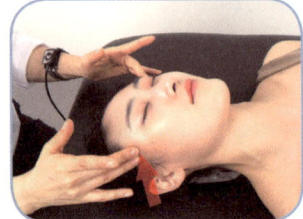 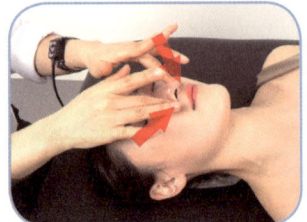

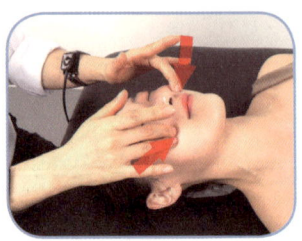 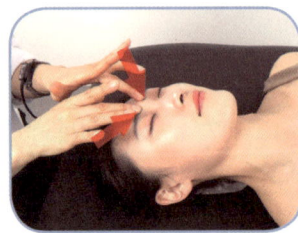

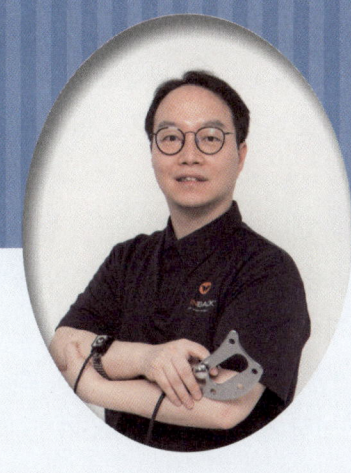

이갑인

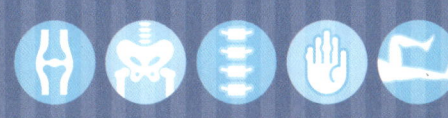

아산 바른재활의학과 도수치료 과장
WINBACK TECAR Therapy Instructor (Level 1)
대한물리치료사협회
대한신경근골격도수재활운동치료학회
순천향대 ICT융합재활공학연구센터
전) 연세대학교 굿웰니스센터 팀장
전) 고려대학교 동작분석 연구원

"

석사과정 중 원백 교육팀을 통해
처음 경험한 TECAR 에너지는
제 몸에 편안하고 신선한 느낌으로 기억되었습니다.
윈백 교육장에서 다시 만난 TECAR 에너지는
놀랍고도 신기하게 제 몸의 기억을 되살리며
"역시 좋구나"라는 생각을 하게 만들었습니다.
이후 임상에서 수많은 환자에게 직접 TECAR 에너지를 적용하면서
환자의 편안함과 회복 능력에 있어서 탁월함을 체험했으며,
치료사의 다양한 테크닉과 어우러지는
훌륭한 '콜라보 장비'로써 매우 유용하게
사용하고 있습니다.

"

2) 견갑거근 증후군(Levator scapular syndrome)

■ 견갑거근 증후군의 정의

견갑거근 증후군은 견갑골 위쪽, 안쪽 부위인 상각(Superior angle)에 발생하는 통증을 말합니다. 일반적으로 어깨와 경추의 잘못된 자세 그리고 과한 움직임으로 인해 발생합니다.

예를 들면, 어깨를 둥글게 구부린 채 컴퓨터 앞에 앉아 있을 경우, 견갑거근이 늘어나게 됩니다. 이러한 자세를 장시간 유지하면 근육내 염증과 통증이 유발될 수 있습니다. 또한 한쪽 어깨만 이용해 무거운 가방을 메고 움직이는 활동을 지속할 경우 견갑거근에 과도한 긴장을 초래할 수도 있습니다. 견갑거근 증후군으로 인한 뒷목 결림(뻣뻣한 목)과 통증은 숙면에 방해가 되는 등 원활한 일상 생활에 방해 요소가 될 수 있습니다.

2010년에 발표된 국외 자료에서는 여성의 17% 이상, 남성의 12% 이상이 목 통증과 뻣뻣함을 가지고 있다고 언급합니다. 휴대폰과 PC가 널리 보급됨에 따라 사용자들은 목과 어깨가 구부정한 안 좋은 자세를 취할 시간이 점점 늘어나고 있습니다. 이런 안 좋은 자세의 지속은 목과 어깨의 근육과 연부조직에 커다란 부담을 주는 가장 주요한 원인입니다.

그 외에 영향을 주는 원인들은 스트레스, 반복적인 목 동작, 골관절염, 목 또는 척추 부상, 심할 경우에는 목 디스크 등이 있습니다. 따라서 견갑거근 증후군을 해결하기 위해서 이런 원인들을 파악하고 그에 맞는 치료를 해야 됩니다.

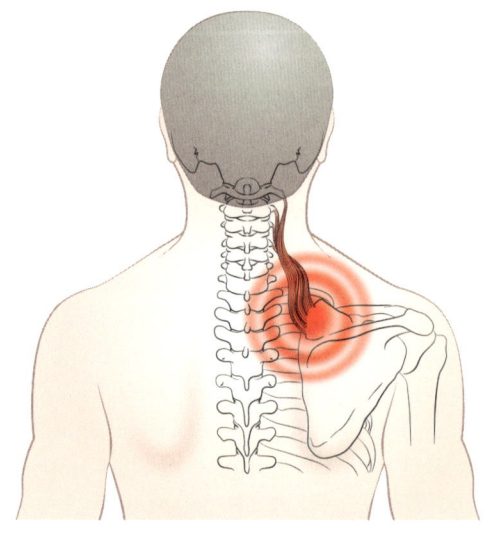

그림 1-2 견갑거근 증후군

주요 증상

- 견갑골 상각에 통증을 호소합니다.
- 두통을 호소합니다.
- 머리를 회전하거나 신전할 때 통증을 호소합니다.
- 자고 일어났을 때 목 어깨 통증을 호소하고 움직임에 제한이 생깁니다.
- 거북목, 둥근어깨 등 부정렬한 자세를 가지고 있습니다.
- 굴곡 동작에 제한이 생기고 팔을 들거나 목을 신전시킬 때 목에 통증을 호소합니다.

■ 견갑거근 증후군 검사방법

❶ 턱 당기기 검사(Chin tuck test)

턱을 몸 쪽으로 당기는 동작으로, 후두하근 긴장도 검사입니다.

검사 중 두통이나 목 통증이 증가하면 '긴장성 두통'이 있다고 판단합니다.

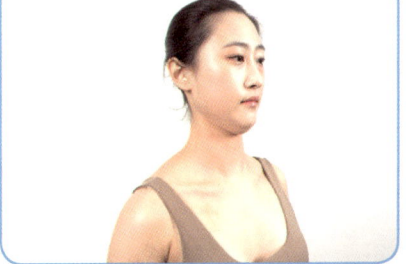

❷ 회전 검사(Rotation test)

머리를 오른쪽과 왼쪽으로 회전하는 동작으로, 견갑거근, 흉쇄유돌근, 상부승모근의 긴장도 검사입니다.

움직임에 제한이 있거나 '찝히는 느낌' 또는 불편함을 느낀다면 해당 심부근육에 문제가 있다고 판단합니다.

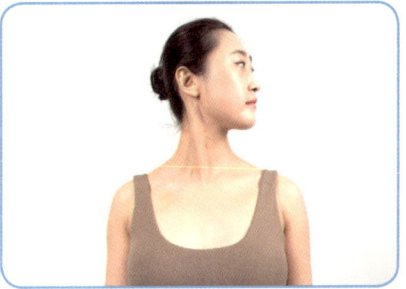

❸ 신전 검사(Extension test)

머리를 뒤쪽으로 신전 하는 동작으로, 환자에게 "하늘을 쳐다보면서 목을 뒤로 넘겨보세요" 라고 요청합니다.
경추에 통증이나 불편함을 느낀다면 경추 신전근에 문제가 있다고 판단할 수 있습니다.

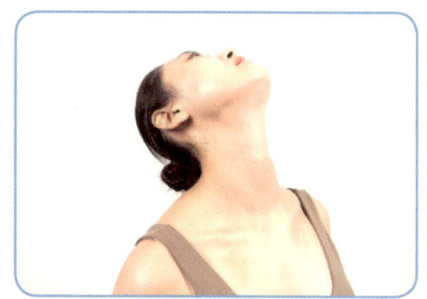

■ 견갑거근 증후군 치료의 핵심 포인트

❶ 견갑거근과 그 주변 근육을 이완하여 통증을 줄여줍니다.

견갑거근 증후군과 관련된 뒷목 결림과 통증은 견갑거근의 허혈성 문제와 연관되어 있습니다. 또한 견갑거근 주변 근육인 상부 승모근, 흉쇄유돌근, 중사각근의 신경포착점에 문제가 있다면 견갑거근 증후군으로 인한 통증이 심해집니다. 견갑거근과 그 주변 근육을 이완해 주어야 이러한 통증을 줄일 수 있습니다.

❷ 척추 주위 심부근육을 이완하여 통증을 줄여 줍니다.

견갑거근은 견갑배신경 이외의 C3, C4 척수신경 앞가지에 의해 추가적인 신경지배를 받습니다. 중사각근을 이완했는데 통증 경감이 미약할 경우에는 견갑배신경의 기원인 C5뿐만 아니라 C3와 C4 사이의 심부근육군을 살펴볼 필요가 있습니다. 견갑배신경과 연관된 척추 주위 심부근육군을 이완한다면 통증을 줄일 수 있습니다.

❸ 경추 심부 굴곡근의 기능을 개선하여 올바른 경추 커브를 만들어 줍니다.

경추의 올바른 자세를 유지하는데 있어 가장 중요한 근육은 경추 심부 굴곡근인 경장근과 두장근 입니다. 이 두 근육이 올바르게 작용할 때 경추는 정상 커브를 회복하고, 만성적인 목 통증이 줄어 들 수 있습니다. 그 중에서 두장근은 전사각근과 경추의 횡돌기를 중심으로 '짝힘'을 형성하여 정상적인 경추 커브를 만드는데 큰 도움을 줍니다.

■ 견갑거근 증후군 테카테라피 프로그램

단계	자세	플레이트	설정	치료방법	적용시간 (총 18분)
1단계	Prone	Abdominal	TECAR 1.0 CET, Dynamic 40~50%	견갑거근, 척주기립근 그리고 상부 승모근의 기시, 정지와 주변부를 원형, 직선, 교차 등의 형태로 자연스럽게 러빙합니다.	3분
2단계	Prone	Abdominal	TECAR 1.0 RET 40~50%	견갑거근, 척주기립근 그리고 상부 승모근 주변의 관절과 인대 부위를 따라 러빙합니다.	3분
3단계	Prone	Abdominal	TECAR 1.0 Bracelet Low pulse, 30%	양쪽 유양돌기 하단을 시술자의 엄지와 검지 등을 사용하여 적절하게 이완합니다. 견갑거근과 상부 승모근도 PIP관절과 엄지 등을 사용하여 이완합니다.	4분
4단계	Supine	Mid back	TECAR 1.0 Bracelet Low pulse, 30%	중사각근 부근을 중심으로, 주먹을 쥐고 PIP관절을 사용하여 적절하게 압박해 이완합니다.	4분
5단계	Supine	Mid back	TECAR 1.0 Bracelet Low pulse, 30%	환자의 목젖을 옆으로 살짝 밀어 공간을 만든 뒤 경장근과 두장근 양쪽 종방향 라인을 손가락끝으로 이완합니다.	4분

[1단계]

견갑거근 및 주변의 척주기립근, 상부승모근을 이완하여 통증을 줄여줍니다.

• 환자자세 : Prone position	• 플레이트 : Abdominal
• 설정 : TECAR 1.0, CET, Dynamic, 40~50%	• 적용시간 : 3분

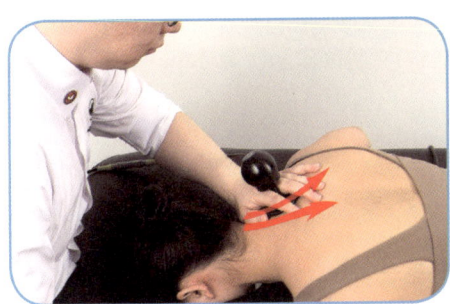

1. C7~T1 부위의 뒷목을 중심으로 견갑거근, 척주기립근의 기시점과 정지점을 따라 러빙합니다.

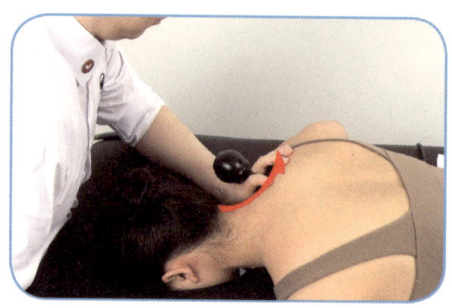

2. 상부승모근의 기시점과 정지점을 따라 러빙합니다.

[2단계]

경추와 견갑골 주변의 건, 인대를 이완하여 견갑거근의 허혈성 압박을 개선시킵니다.

• 환자자세 : Prone position	• 플레이트 : Abdominal
• 설정 : TECAR 1.0, RET, 40~50%	• 적용시간 : 3분

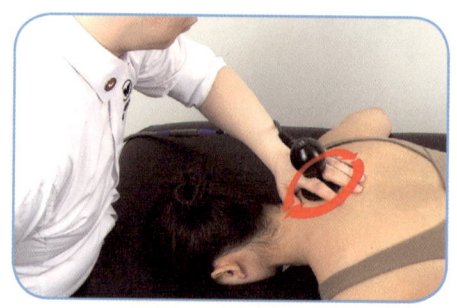

1. C7~T1 부위에 일렉트로드를 접촉한 후 온도가 상승할 때(약30초)까지 작게 원을 그리며 러빙합니다.

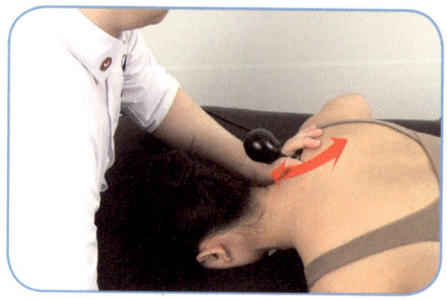

2. 따뜻해진 일렉트로드를 경추와 견갑골 주변의 건과 인대 조직에 접촉 한 상태에서 관절 유동술을 적용합니다.

[3단계]

경추 뒤쪽, 유양돌기, 경추심부근 주변을 이완합니다.

• 환자자세 : Prone position	• 플레이트 : Abdominal
• 설정 : TECAR 1.0, Low pulse, Bracelet, 30%	• 적용시간 : 4분

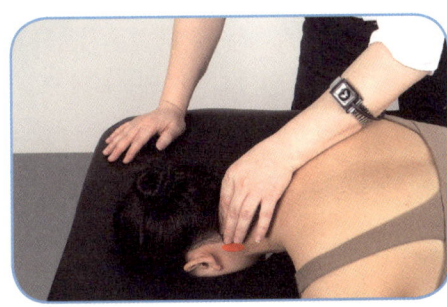

1. 엄지와 검지 등을 사용하여 환자의 양쪽 유양돌기 하단을 적절하게 압박해 이완합니다.

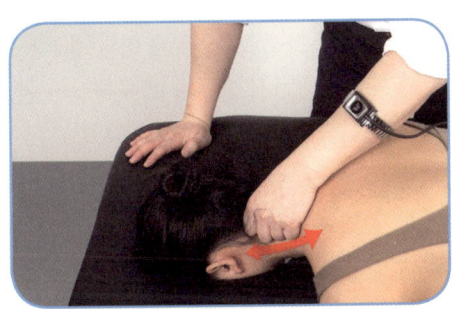

2. 엄지를 들고 주먹을 쥔 상태에서 PIP 관절을 사용하여, 환자의 경추와 연결된 견갑거근과 척주기립근을 적절하게 압박해 이완합니다.

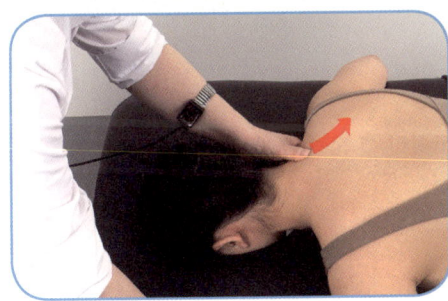

3. 엄지손가락으로 견갑골 상각과 연결된 견갑거근을 이완합니다.

[4단계]

중사각근 주변, 흉쇄유돌근 등 목 주변부를 이완하여 통증을 감소시킵니다.

• 환자자세 : Supine position	• 플레이트 : Mid back
• 설정 : TECAR 1.0, Low pulse, Bracelet, 30%	• 적용시간 : 4분

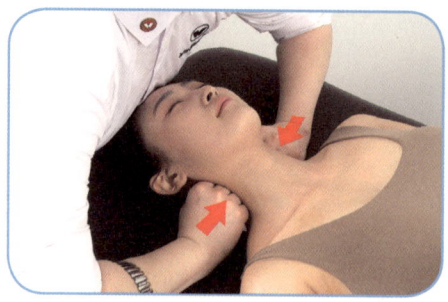

1. 주먹을 쥔 상태에서 PIP 관절을 사용하여, 중사각근을 적절하게 압박해 이완합니다.

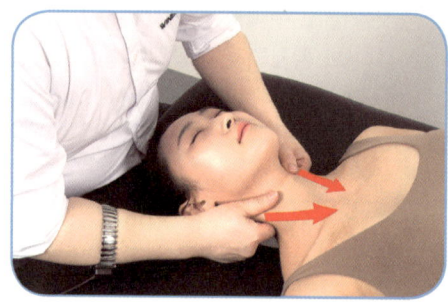

2. 흉쇄유돌근의 통증포인트를 이완합니다. 동시에 살짝 잡아당겨 주변의 근막 부위도 이완합니다.

[5단계]

경추 심부 굴곡근(경장근, 두장근) 이완을 통한 정상적인 경추 커브를 회복합니다.

• 환자자세 : Supine position	• 플레이트 : Mid back
• 설정 : TECAR 1.0, Low pulse, Bracelet, 30%	• 적용시간 : 4분

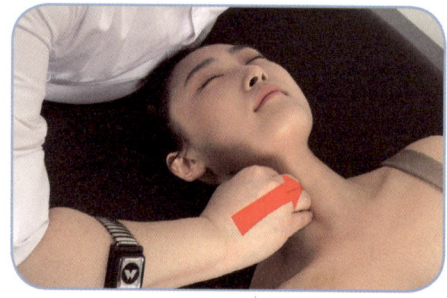

1. 환자의 목젖을 옆으로 살짝 밀어 공간을 만든 뒤 경장근과 두장근의 양 옆쪽 종라인을 이완합니다.

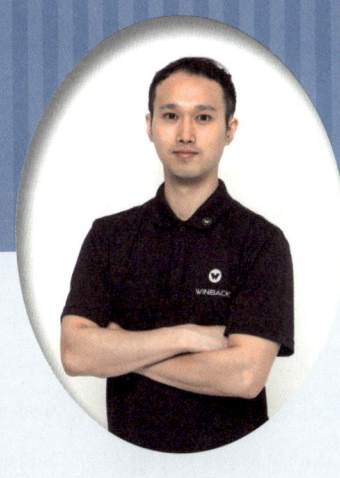
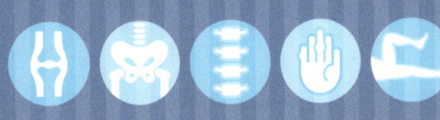

김선기

다빈치아카데미 교육팀장
WINBACK TECAR Therapy Master instructor (Level 2)
전) 고대구로병원 부설 척추측만증 센터
전) 아주대학교병원 재활치료실 물리치료사

"
윈백의 TECAR 에너지를

처음 사용했을 때의 기억을 잊지 못합니다.

손으로는 이완이 되지 않았던 단단한 장요근에

윈백의 TECAR 에너지를 적용했을 때,

이완되는 속도와 통증경감은 기존 치료보다

월등히 빠르고 효과적이었습니다.

이후 TECAR 에너지는 저에게

좋은 치료 파트너가 되었습니다.

다른 도수치료사분들께도

TECAR 에너지는 단순한 도구 이상의

큰 도움을 줄 것이라고 믿습니다.
"

2. 요추(Lumbar spine)

1) 추간판탈출증(Herniated intervertebral disc)

■ **추간판탈출증의 정의**

추간판탈출증은 추간판(디스크)안에 있는 수핵이 원래자리를 벗어나 섬유륜을 밀어내면서 척수와 인대를 압박해 생기는 통증 및 신경성 증상을 말합니다. 어린 아이들의 추간판은 약 85%의 수분 함유량을 가지고 있어 좋은 유동성을 가지고 있습니다. 18세 이후 성인의 추간판은 수분 함유량이 65~85%로 감소되면서 유동성이 부족해지고, 충격 흡수의 기능도 저하됩니다. 그리고 35세 이후에는 결합 조직(인대, 추간판)의 재생 기능이 거의 멈추게 되는데, 이때 30~50대(사회적 활동이 많은 시기) 성인의 허리에 갑작스러운 충격이나 부하가 가해지게 된다면 추간판탈출증이 발생할 수 있습니다.

추간판탈출증을 유발하는 좋지 않은 자세와 움직임은 요추의 굴곡입니다. 요추의 굴곡은 추간판을 뒤쪽으로 나오게 하면서 신경 및 여러 조직을 압박합니다. 또한 척주기립근을 과하게 활성화시켜 증상을 악화시킵니다.

주로 L4~5와 L5~S1에 추간판탈출증이 많이 발생하고, 탈출의 정도에 따라 그 증상의 정도가 달라지는데 심한 경우 추간판 내수핵이 섬유륜을 뚫고 나오기도 합니다. 이러한 추간판탈출증이 반복적으로 발생한다면 그때마다 수핵의 수분량은 줄어들고 영양분 공급에 문제를 만들어 요추의 퇴행을 더욱 촉진시킵니다.

추간판탈출증의 정도는 추간판 팽륜, 추간판 돌출, 추간판 탈출, 추간판 분리로 나눌 수 있습니다. 추간판 팽륜은 섬유륜이 추간판의 정상범위에서 3mm 이상 대칭적으로 밀려나와 있지만 수핵은 나오지 않은 상태입니다. 추간판 돌출은 섬유륜 외부는 온전한 상태를 유지하고 있으나 수핵이 파열된 섬유륜 속으로 밀고 나온 상태입니다. 추간판 탈출은 섬유륜의 외부까지 파열되어 수핵이 섬유륜의 바깥으로 밀려나온 상태입니다. 마지막 추간판 분리는 탈출된 수핵이 추간판 조직에서

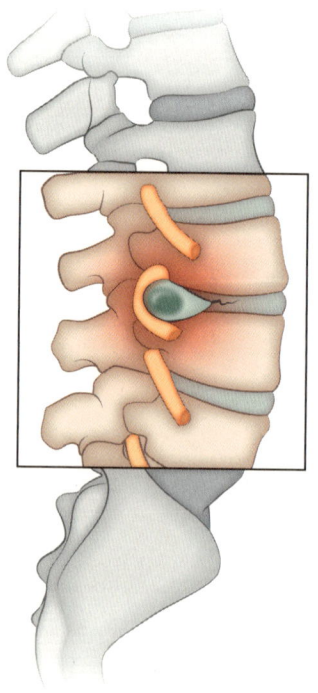

그림 2-1 추간판탈출증

떨어져 나온 상태입니다. 환자의 추간판탈출증 정도에 따라 증상이 다르기 때문에 진행 정도에 따른 치료를 적용해야 통증과 요추의 불안정성을 해결할 수 있습니다.

> **주요 증상**
>
> - 요추의 굴곡된 자세와 움직임에서 통증이 발생합니다.
> - 하지에 방사통이 발생합니다.
> - 코어근육(복횡근, 횡격막, 다열근, 골반저근), 중둔근 그리고 대둔근이 약화됩니다.
> - 척주기립근, 장요근 그리고 요방형근이 긴장되고 단축됩니다.
> - 앉은 상태에서 요추가 편평화 됩니다.
> - 천장관절의 기능부전이 발생합니다.

■ **추간판탈출증 검사방법**

① 레그렝스 검사(Leg length test)

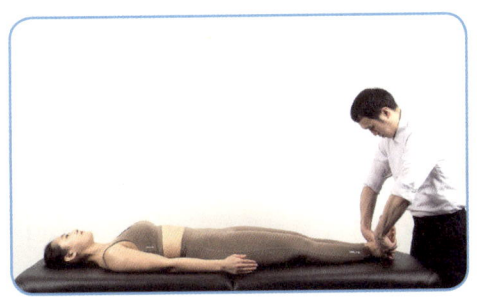

바로 누운 상태에서 뒤꿈치의 위치(다리 길이)를 확인합니다. 한쪽 다리가 짧은 경우 양성이며, 고관절 굴곡근과 슬곡근에 단축이 있을 가능성이 있습니다. 자세를 바꿔 일어나 앉은 자세에서 뒤꿈치의 위치를 확인합니다. 누운 자세보다 다리가 길어진 경우가 양성이며, 천장관절에 문제가 있을 가능성이 있습니다.

② 토마스 검사(Thomas test)

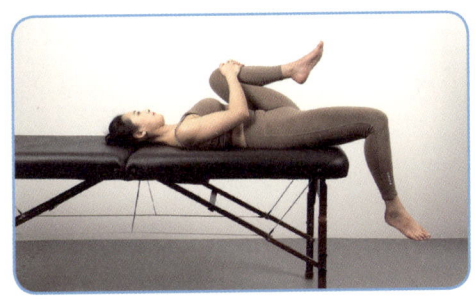

침대 끝에 무릎이 접히게 내려놓고 누운 상태에서, 한쪽 다리를 들어 양손으로 무릎을 잡습니다. 무릎을 가슴까지 당겼을 때 반대쪽 대퇴부가 바닥에서 들리는 정도를 확인합니다. 대퇴부만 들려 있으면 장요근의 단축을 의미하고, 무릎이 펴진 상태에서 대퇴부가 들려 있으면 대퇴직근이 단축되어 있을 가능성이 있습니다.

❸ 무지 신전근 검사(Toe extension test)

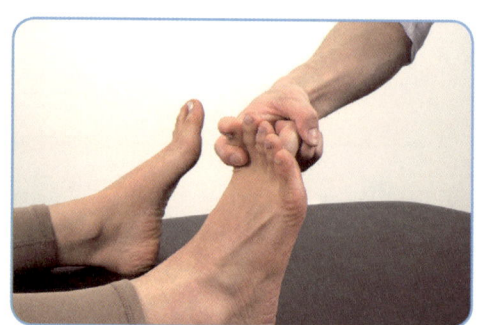

발목을 배측 굴곡하고 발가락은 신전시킨 상태에서 치료사는 한쪽 엄지 발가락 근위부에 저항을 줍니다. 반대쪽도 똑같이 적용합니다.

이때 저항을 이기지 못하고 발가락이 굴곡 된다면 추간판탈출증일 가능성이 높습니다.

■ 추간판탈출증 치료의 핵심 포인트

❶ 허리근육을 이완합니다.

척추를 지속적으로 압박하여 추간판탈출증을 악화시키는 척주기립근, 광배근, 요방형근, 장요근을 이완합니다.

❷ 추간판을 정상위치로 되돌리기 위해 관절가동술을 적용합니다.

굴곡된 요추의 정렬은 추간판을 뒤쪽으로 빠지게 만들어 신경과 주변조직을 압박합니다. 신경을 압박하는 추간판과 척추의 정렬을 개선하기 위하여 요추견인과 신전패턴의 관절가동술을 적용합니다.

❸ 코어근육을 강화하여 요추를 안정화 시킵니다.

코어근육의 약화는 장요근, 요방형근 그리고 척주기립근을 과하게 활성화시켜 근육의 불균형을 만듭니다. 근육의 불균형은 복부 안쪽에 불균형한 압력을 만들어 요추의 불안정을 초래합니다. 추간판탈출증을 치료하고 예방하기 위해서는 긴장된 근육을 이완한 후 코어근육을 강화합니다. 그리고 올바른 복부 압력을 만들어 척추를 안정화 시킵니다.

■ 추간판탈출증 테카테라피 프로그램

단계	자세	플레이트	설정	치료방법	적용시간 (총 23분)
1단계	Prone	Abdominal	TECAR 1.0 CET, Dynamic 40~50%	허리근육의 기시점과 정지점 방향을 따라 러빙합니다.	5분
2단계	Prone	Abdominal	TECAR 1.0 RET, 40~50%	척추관절과 천장관절에 관절가동술을 적용합니다.	2분
3단계	Prone	Abdominal	TECAR 1.0 Bracelet, 30%	천골과 요추 주변의 관절과 근육에 마찰마사지와 관절가동술을 적용합니다.	3분
4단계	Supine	Low back	TECAR 1.0 CET, Dynamic 40~50%	횡격막, 복직근의 기시점과 정지점 방향을 따라 러빙합니다.	2분
5단계	Supine	Low back	TECAR 1.0 RET+, Super beat, 30%	심부의 횡격막, 장요근의 기시점과 정지점 방향을 따라 러빙합니다.	2분
6단계	Supine	Low back	TECAR 1.0 RET, 40~50%	심부열을 적용하면서 요추를 견인합니다.	3분
7단계	Supine	Low back	TECAR 1.0 Bracelet, 30%	복부쪽으로 장요근을 촉진한 상태에서 고관절의 움직임을 만들어 근육을 이완합니다.	3분
8단계	Supine	Low back	TECAR 5.0 2 Strap (Both calf) Low pulse, 40%	양쪽 종아리근육에 스트랩(Strap)을 묶어 놓고 다리를 한쪽씩 번갈아 드는 코어운동을 적용합니다.	3분 (10초씩 3세트)

[1단계]

견갑거근 및 주변의 척주기립근, 상부승모근을 이완하여 통증을 줄여줍니다.

• 환자자세 : Prone position	• 플레이트 : Abdominal
• 설정 : TECAR 1.0, CET, Dynamic, 40~50%	• 적용시간 : 5분

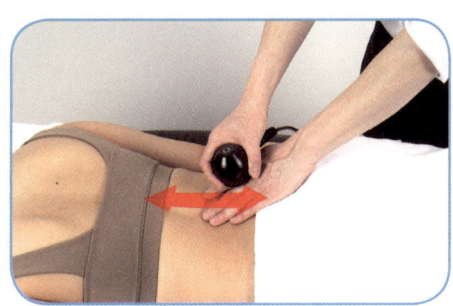

1. 한쪽 척주기립근(최장근, 장늑근), 광배근 그리고 요방형근을 근육의 기시점과 정지점 방향을 따라 러빙합니다. 반대쪽도 똑같이 적용합니다.

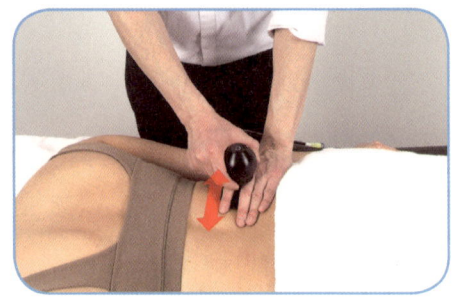

2. 한쪽 척주기립근(최장근, 장늑근), 광배근 그리고 요방형근 등에 횡방향(기시점과 정지점 방향에 크로스)으로 러빙 합니다. 반대쪽도 똑같이 적용합니다.

[2단계]

요추관절과 굳어진 천장관절에 관절가동술을 적용하여, 관절의 기능을 회복합니다.

• 환자자세 : Prone position	• 플레이트 : Abdominal
• 설정 : TECAR 1.0, RET, 40~50%	• 적용시간 : 2분

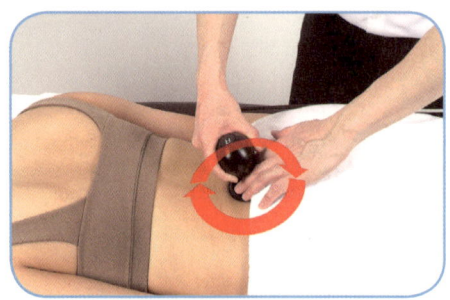

1. 천골 부위에 일렉트로드를 접촉한 상태에서, 30초에서 1분동안 작은 원을 그리며 러빙합니다. 러빙을 하는 동안 반대 손으로 허리근육을 촉진하여 긴장된 근육과 관절을 찾습니다.

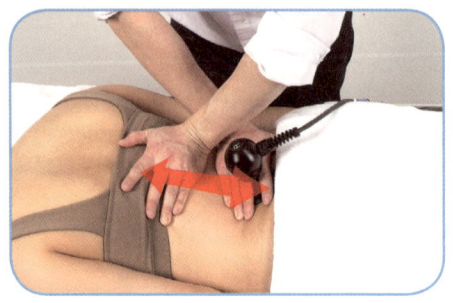

2. 추간판이 압박되는 척추관절 사이에 일렉트로드를 접촉하고 관절가동술을 적용합니다.

[3단계]

천골주변 다열근, 척주기립근, 요방형근을 이완해 통증을 줄이고 척추 압박을 개선합니다.

• 환자자세 : Prone position	• 플레이트 : Abdominal
• 설정 : TECAR 1.0, Bracelet, 30%	• 적용시간 : 3분

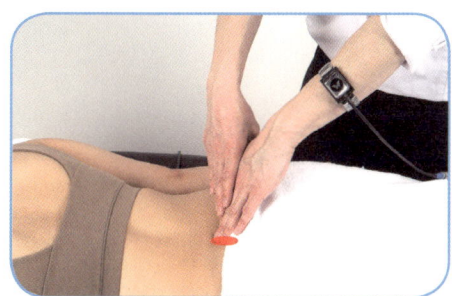

1. 천골 주변에 손가락을 모아 심부열을 집중하고, 척주기립근과 다열근을 이완합니다.

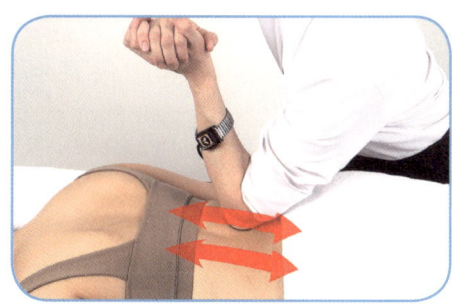

2. 천골과 요추에 압박을 유발하는 척주기립근의 최장근과 장늑근 그리고 장골능과 늑골 사이 요방형근을 압박하여 이완합니다.

[4단계]

굳어진 장요근과 횡격막을 이완하여 올바른 호흡패턴을 만들고, 척추의 압박을 개선합니다.

• 환자자세 : Supine position	• 플레이트 : Low Back
• 설정 : TECAR 1.0 CET, Dynamic, 40~50%	• 적용시간 : 2분

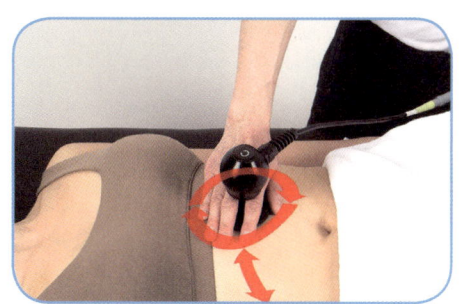

1. 검상돌기와 늑골 아래 횡격막을 따라 러빙합니다. 일렉트로드에 의하여 횡격막의 앞쪽 부위가 이완됩니다.

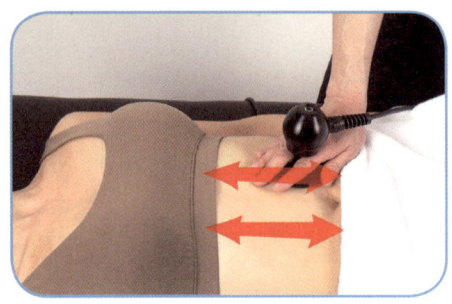

2. 검상돌기와 늑골에 붙어 치골결합과 치골에 연결되는 복직근의 기시점과 정지점을 따라 러빙합니다.

[5단계]

단축된 장요근과 굳어진 횡격막을 이완하여 척추정렬과 호흡패턴을 개선합니다.

• 환자자세 : Supine position	• 플레이트 : Low back
• 설정 : TECAR 1.0, RET+, Super beat, 30%	• 적용시간 : 2분

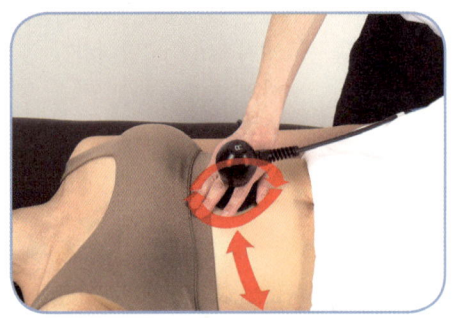

1. 검상돌기 아래부터 횡격막을 따라 러빙합니다. 심부열과 저주파자극에 의하여 횡격막의 심부부위가 이완됩니다.

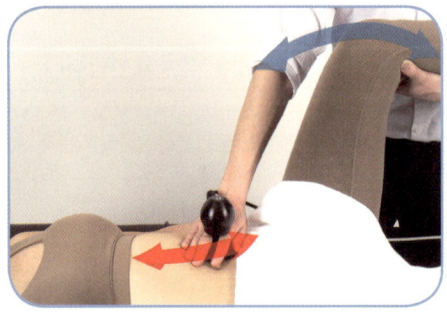

2. 장요근의 기시점과 정지점 방향을 따라 러빙합니다. 동시에 고관절을 굴곡, 신전하면서 장요근의 저항을 높여 심부열을 더욱 집중시킵니다.

[6단계]

요추에 견인과 신전 패턴 관절가동술을 적용하여 척추의 압박과 척추 정렬을 개선합니다.

• 환자자세 : Supine position	• 플레이트 : Low back
• 설정 : TECAR 1.0, RET, 40~50%	• 적용시간 : 3분

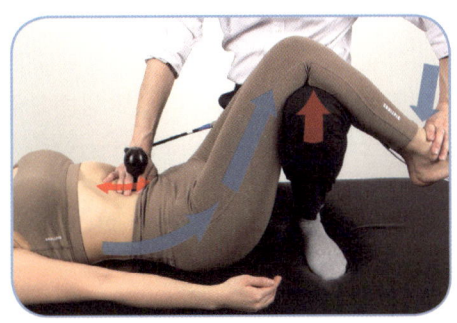

1. 양쪽 다리를 치료사 무릎에 올려 놓고, 요추가 위치하는 복부에 일렉트로를 접촉합니다. 동시에 손으로 발 부위를 눌러 골반을 살짝 들리게 한 다음 요추를 견인합니다.

[7단계]

단축된 장요근을 이완하여 통증을 감소시키고, 척추정렬을 개선합니다.

• 환자자세 : Supine position	• 플레이트 : Low back
• 설정 : TECAR 1.0, Bracelet, 30%	• 적용시간 : 3분

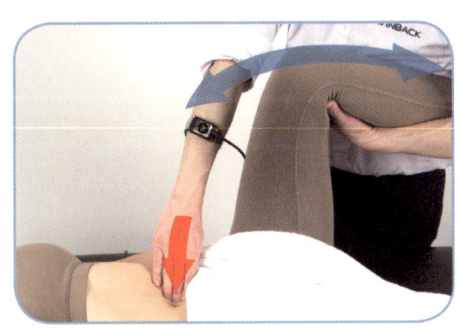

1. 요추와 연결된 대요근 기시점 부위의 통증포인트를 이완합니다. 동시에 고관절의 굴곡, 신전을 만들면서 기능적 마사지를 적용합니다.

[8단계]

약화된 코어근육을 강화하여 적절한 복부압력을 만들고, 요추의 안정성을 강화합니다.

• 환자자세 : Supine position	• 플레이트 : Low back
• 설정 : TECAR 5.0, 2 Strap(Both calf), Low pulse, 40%	• 적용시간 : 3분(10초씩 3세트)

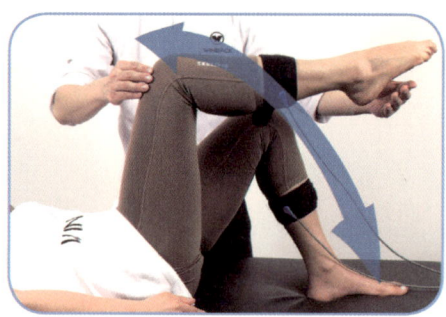

1. 숨을 크게 마셨다 뱉는 호흡과 함께 늑골을 조이면서 배꼽을 끌어당기고, 소변 참는 느낌으로 항문을 조여줍니다. 이 힘을 유지하면서 한쪽다리를 올리고 유지합니다. 반대쪽도 똑같이 적용합니다. (힘을 유지한 상태에서 호흡은 편안하게 합니다)

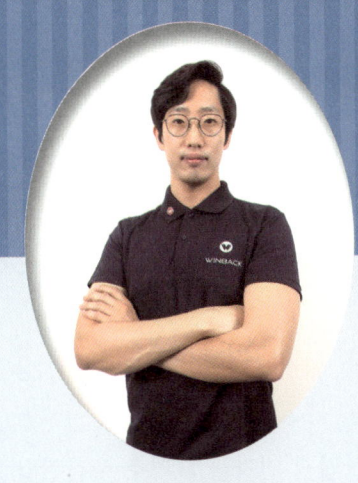

이재익

대구 신통재활의학과의원 물리치료실 실장
WINBACK TECAR Therapy 전문가
대구 물리치료사협회 대의원
전) 대구 부강정형외과의원 물리치료 실장

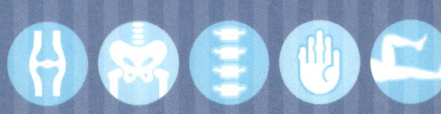

> "
> 윈백의 TECAR 테라피는 도수치료에 굉장히 효율적입니다.
> 도수치료를 하시는 모든 분들의 고민인
> 과도한 근긴장, 통증, 기능저하를
> 빠른 시간내에 개선시켜 줍니다.
> 접근하기 어려운 관절의 문제로 인한 통증 또한
> 개선시킬 수 있도록 도와줍니다.
> 저와 같은 고민을 가진 많은 치료사 분들이
> 기존의 도수치료 접근법에 TECAR 테라피를 함께 적용한다면
> 놀라운 시너지효과를 경험할 수 있을 것입니다.
> 모쪼록 많은 환자분들에게 더욱 수준높은 치료서비스를
> 제공하는데 도움이 되셨으면 합니다.
> "

3. 견관절 (Shoulder)

1) 동결견, 유착성 관절낭염 (Frozen shoulder, Adhesive capsulitis)

■ 동결견의 정의

동결견은 유착성 관절낭염 혹은 오십견이라고 부릅니다. 통증과 더불어 경직된 어깨로 인해 어깨 관절의 능동 및 수동 관절운동에 제한을 주는 질환입니다. 원인이 명확히 알려지지 않았지만, 흔히 외상이나 질병으로 견관절의 가동범위가 제한되고 움직임의 효율성을 감소시킨다고 알려져 있습니다.

동결견의 내인성 원인으로는 극상근의 석회화, 건염, 회전근개의 부분적 파열, 상완이두근 건염 그리고 오랜 어깨 고정 등이 있습니다.

외인성 원인들은 어깨 부위의 통증에 영향을 주는 간접적 인자들로 경추 추간판탈출증, 심근경색과 뇌혈관 손상 등의 질환들이 있습니다. 발생원인을 구체적으로 설명해 보면 아래와 같습니다.

인체의 노화에 따라 건(힘줄)과 관절낭의 혈액 공급이 불충분 해지면 간질조직(Interstitial tissue)에 영양분 공급이 감소됩니다. 이는 조직의 변성을 초래하고, 변성된 건과 관절낭 질환은 국소괴사를 일으키게 됩니다. 병리적인 변화로 괴사된 부위가 석회화 될 경우 어깨의 움직임을 제한합니다. 또한 이 구조들이 약해져 약간의 외상에도 파열되기 쉬운 상태가 됩니다.

동결견은 1단계 결빙기, 2단계 동결기, 3단계 해빙기의 단계가 있습니다. 결빙기는 발병 후 2~3주까지 점점 통증이 증가하고 ROM에 제한이 발생하는 단계로 야간통이 생깁니다. 동결기는 통증이 절정에 이르고 ROM이 크게 제한되며 야간통이 더 심해집니다. 대부분의 환자들이 병원에 내원하는 단계이며, 이때는 증상이 많이 진행된 상태에서 치료를 시작하게 되는 것이므로 통증조절과 기능회복을 동시에 신경써야

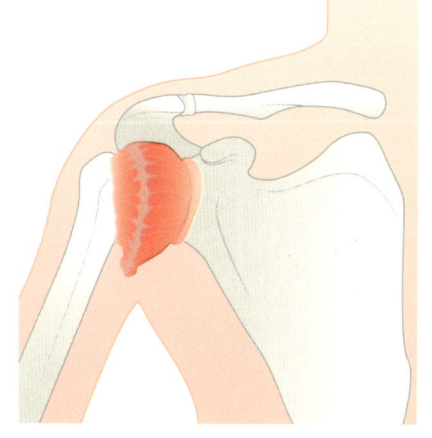

그림 3-1 동결견, 유착성 관절낭염

합니다. 마지막 해빙기에서는 통증이 점점 감소하고 ROM이 회복되기 시작합니다. 동결견 단계와 증상에 맞는 치료를 적용해야 통증을 관리할 수 있습니다.

주요 증상

- 50세 전후에 주로 발생합니다.
- 조직의 퇴행성 변화를 관찰할 수 있습니다.
- 관절가동범위(굴곡, 외전, 외회전, 내회전 제한) 제한과 통증이 있습니다.
- 국소적(삼각근 기시부, 견관절 후부, 상부, 견갑골 후부, 경부) 통증이 있습니다.
- 심한 압통점(대결절, 결절간구)이 있습니다.
- 보조근육을 사용(견갑골 후부와 경부의 통증)합니다.
- 관절낭 비후와 용적의 감소가 있습니다.
- 견갑상완관절 주위의 염증, 강직성 견관절, 유착성 관절낭염 등이 관찰됩니다.
- 주로 삼각근의 부착부, 상완의 외측에 방사통이 있습니다.

■ 동결견 검사방법

❶ 요르가손 검사(Yergason's test)

치료사는 환자 옆에서 한 손으로 상완이두근 결절간구를, 다른 손으로는 손목을 잡습니다. 전완에 회내에서 회외방향으로 힘을 주고 치료사는 손목을 잡은 손으로 저항을 줍니다. 이 때 딸각 소리가 나면 아탈구, 통증이 심할 경우 상완이두근 건염(장두)을 의심할 수 있습니다.

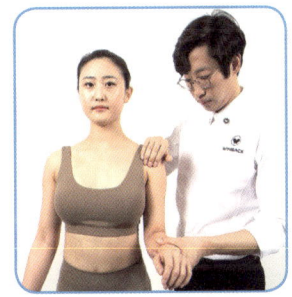

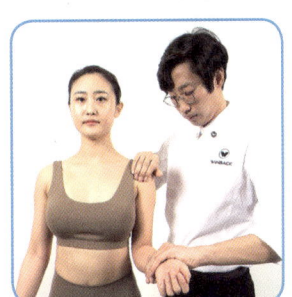

❷ 애플리의 스크래치 검사(Apley's scratch test)

- 한 손으로 반대편 어깨를 잡았을 때, 양측 비교시 비대칭적인 결과가 나타난다면 양성입니다. 이는 관절와상완관절의 내전, 내회전 및 수평내전의 제한을 의미합니다.

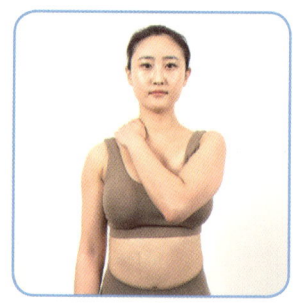

- 팔을 머리 위로 하여 등을 잡았을 때, 양측 비교시 비대칭적인 결과가 나타난다면 양성입니다. 이는 관절와상완관절의 외전, 외회전, 견갑골의 상방회전, 거상의 제한을 의미합니다.

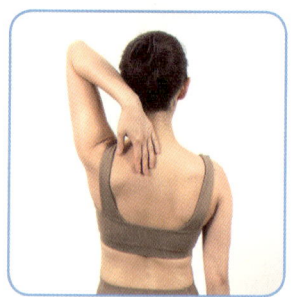

- 환자는 뒷짐을 진 상태에서 팔을 가능한 높이 올립니다. 양 측 비교시 비대칭적인 결과가 나타난다면 양성입니다. 이는 관절와상완관절의 내전, 내회전 및 견갑골의 후인, 하방회전의 제한을 의미합니다.

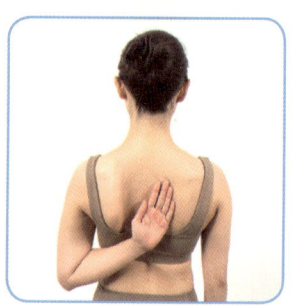

❸ 드랍 암 검사(Drop arm test)

환자의 팔을 90도 수동 외전상태로 천천히 내리도록 지시했을 때, 옆으로 천천히 내릴 수 없거나 내리는 과정에서 동통을 호소한다면 회전근개에 병변이 있음을 의미합니다. 환자가 팔의 내전을 조절할 수 없어 팔이 툭 떨어질 수 있으므로 보조할 준비를 해야 됩니다.

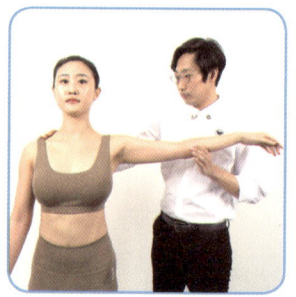

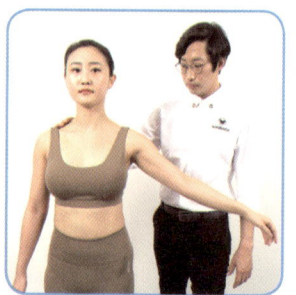

■ 동결견 치료의 핵심 포인트

❶ 전방, 측방, 후방 부위의 통증을 완화합니다.

동결견 통증이 시작되는 삼각근 기시부, 압통이 심한 상완골 대결절, 결절간구 그리고 관절낭 유착으로 인하여 통증이 심한 어깨 후방부의 치료가 필요합니다.

❷ 관절와상완관절의 가동성(굴곡, 외전, 내회전, 외회전)을 개선합니다.

통증과 더불어 경직된 어깨로 인해 견관절의 능동 및 수동 관절운동이 제한됩니다. 관절와상완관절의 관절가동범위를 개선하기 위해 반대작용을 하는 근육의 이완이 필요합니다.
- 굴곡을 제한하는 신전근 : 삼각근 후부섬유, 광배근, 대원근, 소원근, 상완삼두근
- 외전을 제한하는 내전근 : 광배근, 대원근, 상완삼두근, 대흉근, 오훼완근
- 외회전을 제한하는 내회전근 : 삼각근 전부섬유, 광배근, 대흉근, 견갑하근
- 내회전을 제한하는 외회전근 : 삼각근 후부섬유, 소원근, 극하근

❸ 견갑흉곽관절의 가동성(상방회전, 외회전, 후방경사)을 개선합니다.

관절와상완관절의 움직임 만으로는 충분한 견갑상완리듬(GH : ST = 2 : 1)이 충족되지 않습니다. 견갑골의 상방회전, 외회전, 후방경사와 같은 견흉관절의 움직임이 충분해야 팔을 제대로 들어올릴 수 있기 때문에 견흉관절의 움직임을 개선하기 위해 반대 작용을 하는 근육의 이완이 필요합니다.
- 상방회전을 제한하는 하방회전근 : 소흉근, 능형근, 견갑거근
- 외회전을 제한하는 내회전근 : 견갑하근
- 후방경사를 제한하는 전방경사근 : 소흉근

■ 동결견 테카테라피 프로그램

단계	자세	플레이트	설정	치료방법	적용시간 (총 16분)
1단계	Supine	Mid back	TECAR 1.0 CET, Dynamic 40~50%	전삼각근, 대흉근, 소흉근의 기시점과 정지점을 따라 러빙을 적용합니다.	4분
2단계	Supine	Mid back	TECAR 2.0 Bracelet (Mid forearm) Low pulse, 30%	Bracelet을 환자가 착용한 상태에서 상완골두를 한 손으로 잡고 관절와상완관절에 관절가동술을 적용합니다.	4분
3단계	Side-lying	Lateral abdominal	TECAR 1.0 CET, Dynamic 40~50%	중삼각근, 후삼각근, 상부승모근, 견갑거근의 기시점과 정지점 방향으로 직선 러빙을 적용합니다.	4분
4단계	Side-lying	Lateral abdominal	TECAR 2.0 Bracelet (Mid forearm) Low pulse, 30%	Bracelet을 환자가 착용한 상태에서 통증 없이 움직일 수 있는 범위만큼 움직임을 만듭니다. 이와 동시에 치료사는 한 번 더 견갑흉곽관절에 관절가동술을 적용합니다.	4분

[1단계]

단축된 전삼각근, 대흉근 그리고 소흉근을 이완하여 외전동작을 개선합니다.

• 환자자세 : Supine position	• 플레이트 : Mid back
• 설정 : TECAR 1.0, CET, Dynamic, 40~50%	• 적용시간 : 4분

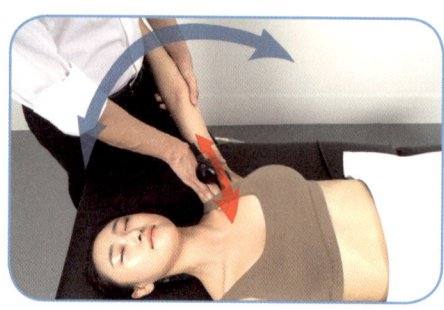

1. 근육의 긴장을 완화하고 움직임을 도와주기 위하여, 스캡션(Scaption)방향에 맞추어 환자의 팔을 들어줍니다. 동시에 전삼각근, 대흉근, 소흉근의 기시점과 정지점을 따라 러빙을 합니다.

[2단계]

굳어진 관절낭을 이완하여, 관절움직임과 외전동작을 개선합니다.

• 환자자세 : Supine position	• 플레이트 : Mid back
• 설정 : TECAR 2.0, Bracelet(Mid forearm), Low pulse, 30%	• 적용시간 : 4분

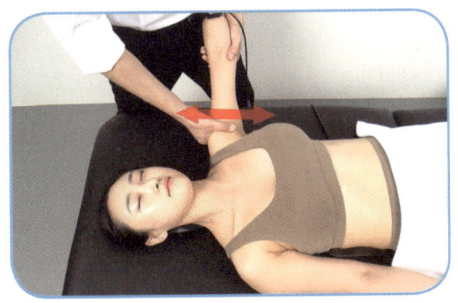

1. 근육의 긴장을 완화하고 움직임을 도와주기 위하여, 스캡션(Scaption) 방향에 맞추어 환자의 팔을 들어줍니다. 한 손은 환자의 상완골을, 다른 한 손은 상완골의 머리에 두고 고정합니다. 상완골 머리에 둔 손으로 관절와상완관절에 뒤쪽(Dorsal)과 미골(Caudal)방향의 관절가동술을 적용합니다.

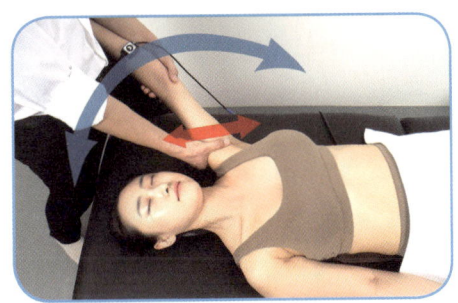

2. 환자가 통증 없이 스스로 움직일 수 있는 범위에서 천천히 외전과 내전을 반복합니다. 동시에 치료사는 관절와상완관절에 관절가동술을 적용합니다.

[3단계]

굳어진 견갑골 주변 근육을 이완하여 견흉관절의 가동성을 개선합니다.

• 환자자세 : Side-lying position	• 플레이트 : Lateral abdominal
• 설정 : TECAR 1.0, CET, Dynamic, 40~50%	• 적용시간 : 4분

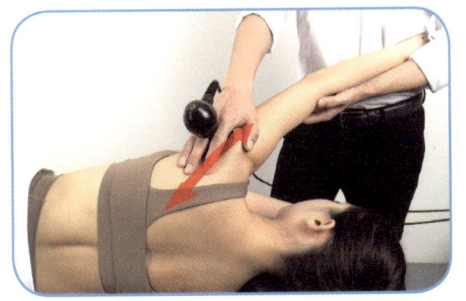

1. 중삼각근, 후삼각근, 승모근, 견갑거근의 기시점과 정지점을 따라 러빙합니다. 견관절을 굴곡 시킨 상태에서 광배근, 상완삼두근, 극하근, 견갑하근, 대원근, 소원근, 전거근의 기시점과 정지점을 따라 러빙합니다.

[4단계]

견갑흉곽관절을 이완하여 겹갑골의 움직임을 개선합니다.

• 환자자세 : Side-lying position	• 플레이트 : Lateral abdominal
• 설정 : TECAR 1.0 CET, Dynamic, 40~50%	• 적용시간 : 4분

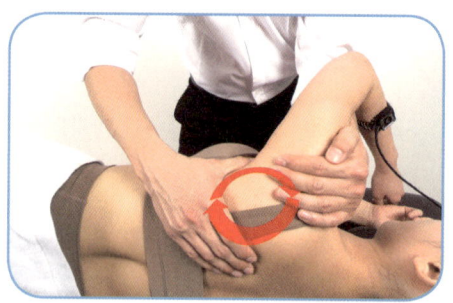

1. 치료사는 환자의 견갑골 하각과 어깨 위에 손을 고정시킨 후 견갑흉곽관절에 거상, 하강, 상방회전, 하방회전, 그리고 전인과 후인 관절가동술을 적용합니다.

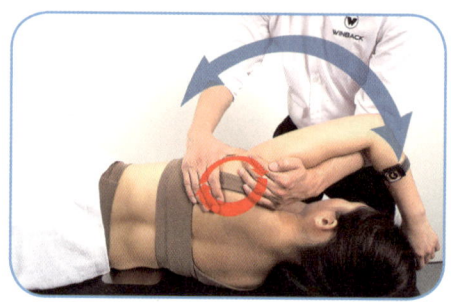

2. 환자가 통증 없이 스스로 움직일 수 있는 범위에서 굴곡과 신전을 반복합니다. 동시에 치료사는 견갑흉곽관절에 관절가동술을 적용합니다.

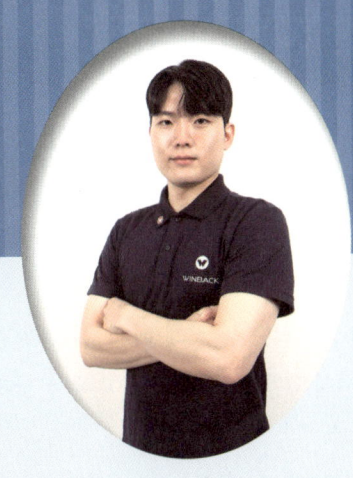
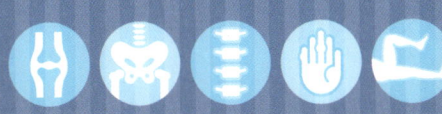

김주현

노원백 정형외과의원 물리치료사
WINBACK TECAR Therapy 전문가
전) 무브먼트 디자인 운동센터

> "
> 윈백 TECAR 테라피와 운동치료의 결합은
> 환자들이 가지고 있는 굳어진 조직을 빠르게 이완하고
> 능동적 움직임을 증가시키는데 효과적이었습니다.
> 이번에 출판되는 테카트레인에서는
> 흉곽출구증후군 치료의 TECAR 테라피 적용방법을 제시했습니다.
> 흉곽출구증후군은 치료에 있어 논란의 여지가 많기 때문에
> 생물사회 심리적(Biopsychosocial)접근과
> 생물학적(Biomechanical)관점에 따라 정리하였습니다.
> 흉곽출구증후군을 치료하는 치료사에게
> TECAR 테라피는 환자들이 가지고 있는
> 구조적 제한의 장벽을 넘는데 많은 도움이
> 될 것이라 생각됩니다.
> "

2) 흉곽출구증후군(Thoracic outlet syndrome)

■ 흉곽출구증후군의 정의

흉곽출구증후군은 팔과 연결되는 상완신경총, 쇄골하 동맥, 쇄골하 정맥들이 지나가는 통로가 여러가지 원인들에 의해 좁아지면서, 내부 조직을 압박해 발생하는 증상을 말합니다.

대부분 20~40대 여성(여성:남성 = 4:1)에게서 많이 발생하며, 1,000명 중 3명에게 나타납니다. 이중 40%는 제1늑골의 기형을 가지고 있습니다.

경늑골 부위에서는 제7경추의 횡돌기가 늑골처럼 비정상적으로 길게 자라 신경과 혈관을 압박하기 때문에 발생합니다. 사각근 부위는 전사각근과 중사각근이 비정상적으로 비대 해지거나 단축되기 때문에 발생합니다.

늑쇄 부위에서는 팔을 높게 들고 목을 뒤로 젖히는 일을 많이 하거나, 제1늑골에 가골이 형성될 때, 그리고 골절 후 부정유합된 쇄골과 제1늑골에서 발생합니다. 소흉근 부위는 지속적으로 팔을 과외전하거나, 목을 뒤로 많이 젖힐 때 그리고 팔을 과외전한 자세로 수면을 취하는 경우 발생하는데, 소흉근이 긴장하여 제1늑골과 소흉근 사이를 지나가는 신경과 혈관을 압박하는 것이 원인입니다. 이렇게 다양한 원인과 부위에서 흉곽출구증후군이 발생하기 때문에 올바른 감별진단과 원인에 맞는 치료가 필요합니다.

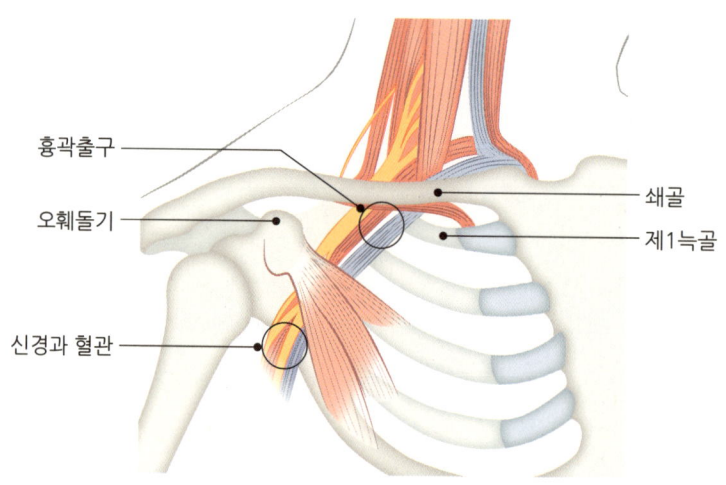

그림 3-2 흉곽출구증후군

주요 증상

신경성 증상 (TOS 95%)	혈관성 증상 (Arterial TOS 1%, Venous 2~3%)
- 수지의 근력약화(근위축)가 있습니다. - 상완 안쪽 및 수부의 감각이상이 있습니다. - 4, 5번째 수지 저림(방사통)증상이 있습니다. - 작열통이 있습니다. - 근피로가 발생합니다. - 수부의 냉감 및 부종이 생깁니다. - 상완 및 전완 내측부 통증이 있습니다. - 견갑골 내측 부위에 뻐근한 통증이 있습니다. - 발생빈도 : 여성 > 남성	• 동맥 압박 증상(Arterial TOS) - 손가락 마비, 통증이 있습니다. - 손가락이 추위에 민감해집니다. - 혈관의 압박으로 요골동맥의 맥박 약화 및 소실이 관찰됩니다. • 정맥 압박 증상(Venous TOS) - 청색증이 발생합니다. - 손에 부종이 생깁니다.

■ 흉곽출구증후군 검사방법

❶ 과외전 검사(Wright's test)

환자를 앉힌 자세에서 요골동맥을 촉진한 후 견관절의 외전과 외회전을 90도, 주관절을 90도 굴곡합니다. 그 다음, 과외전 될 때까지 팔을 들어줍니다. 요골동맥의 박동이 약해지거나 소실되면 양성입니다. 늑골과 쇄골의 간격이 좁아져 신경과 혈관이 오훼돌기에 압박되는 것을 알 수 있습니다.

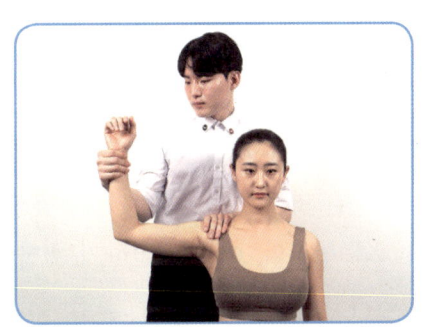

❷ 에드손 검사(Adson's test)

환자를 앉힌 자세에서 견관절을 30도 외전시킨 후 요골동맥을 촉진합니다. 경추를 신전과 회전(촉진한 팔의 반대쪽) 한 상태에서 요골동맥을 측정합니다. 박동이 약해지거나 소실되면 양성입니다.

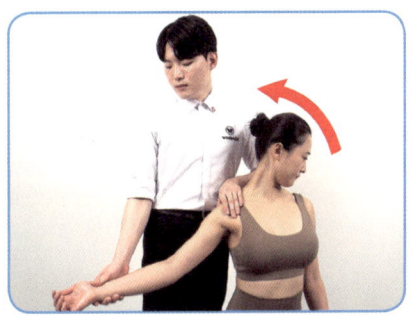

❸ 거상 부하 검사(Roos test)

환자를 앉힌 자세에서 견관절 90도 외전, 주관절 90도 굴곡 자세를 만들고 손을 쥐었다 펴는 동작을 3분간 반복합니다.
쇄골하동맥이 압박 받으면 팔이 피로해지고, 통증이 발생하여 3분간 동작을 지속할 수 없습니다.

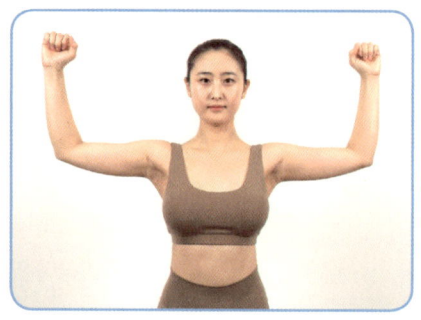

■ 흉곽출구증후군 치료의 핵심 포인트

❶ 상완신경총과 혈관(동맥&정맥)을 압박하는 흉곽출구의 공간(경로)을 확보합니다.

상완신경총과 혈관이 지나가는 흉곽출구의 근육인 사각근이 긴장되고 비대해져 통로가 좁아집니다. 그 결과 신경과 혈관이 압박되어 신경전도와 혈류장애가 발생하게 됩니다. 이런 문제를 해결하기 위하여 사각근과 소흉근을 이완하고, 좁아진 1번 늑골과 쇄골사이 공간에 관절가동술을 적용하여 흉곽출구의 공간을 넓혀줍니다.

❷ 올바른 호흡패턴을 만들어 줍니다.

부정렬 자세, 잘못된 움직임 패턴, 외상 등 여러가지 요인에 의해 부적절한 코어근육 활성화와 호흡 패턴이 발생합니다. 이로 인하여 횡격막은 유착되고 보조 호흡근은 과하게 사용되며, 움직임 조절과 인지력은 저하되어 호흡패턴에 문제를 만들게 됩니다. 이를 해결하기 위하여 굳어진 횡격막을 이완하고, 횡격막에 근에너지기법을 적용해 올바른 호흡패턴을 만들어 줍니다.

❸ 과긴장된 어깨 패턴을 수정하기 위해 안정성을 만들어 줍니다.

과긴장된 어깨 패턴은 소흉근 및 어깨의 앞쪽 근육을 단축시켜 흉곽출구증후군을 발생시킵니다. 부적절한 어깨의 안정성과 움직임은 다른 근육을 과하게 사용하여 흉곽출구를 지나가는 신경과 혈관을 더욱 압박합니다. 과긴장된 어깨패턴의 수정하고 올바른 움직임 패턴을 만들어 주기 위하여 '플로어 엔젤(Floor angel)' 운동을 적용합니다. 이 운동은 숄더 패킹(shoulder packing)과 함께 어깨 안정화 근육인 능형근과 중부 하부 승모근, 광배근을 활성화하여, 올바른 자세와 움직임 패턴을 인지하도록 만들어줍니다.

■ 흉곽출구증후군 테카테라피 프로그램

단계	자세	플레이트	설정	치료방법	적용시간 (총 16분)
1단계	Hook-lying	Mid back	TECAR 1.0 CET, Dynamic, 40~50%	전, 중 사각근과 소흉근의 기시점과 정지점 방향을 따라 러빙합니다.	4분
2단계	Hook-lying	Mid back	TECAR 1.0 Bracelet, 30%	손가락 끝으로 첫번째 늑골을 촉진해 관절유동술을 적용합니다.	3분
3단계	Hook-lying	Mid back	TECAR 1.0 CET, Dynamic, 40~50%	횡격막의 앞쪽 부위를 이완합니다.	2분
4단계	Hook-lying	Mid back	TECAR 1.0 RET, 40~50%	횡격막의 심부 부위를 이완합니다.	2분
5단계	Hook-lying	Mid back	TECAR 5.0 2 Bracelet, 30%	양손으로 횡격막에 MET 테크닉을 적용합니다.	2분
6단계	Hook-lying	Mid back	TECAR 5.0 2 Bracelet (환자의 Mid forearm), Low pulse, 40%	Bracelet을 환자 양쪽 전완 중간부위에 착용시킨 후 '플로어 엔젤' 운동으로 상지 인지운동을 적용합니다.	3분 (10회씩 3세트)

[1단계]

사각근과 소흉근을 이완하여 상완신경총과 쇄골하 동맥 및 정맥의 흐름을 개선합니다.

• 환자자세 : Hook-lying		• 플레이트 : Mid back
• 설정 : TECAR 1.0, CET, Dynamic, 40~50%		• 적용시간 : 4분

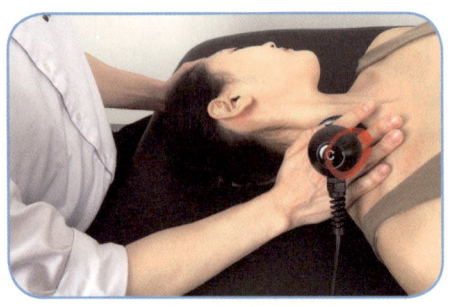

1. 경추를 굴곡, 회전한 뒤 사각근을 가볍게 러빙합니다. 경동맥에 과한 압박을 하지 않도록 주의합니다. (사각근 부위)

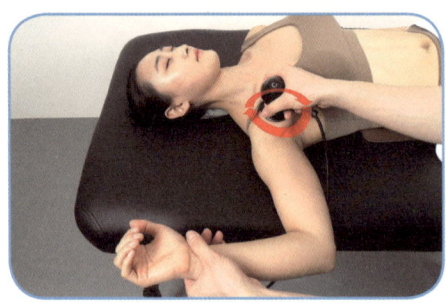

2. 견관절의 90도 외전, 외회전 자세를 만든 뒤 소흉근이 붙는 오훼돌기 주변을 러빙합니다. (소흉근 부위)

[2단계]

제1 늑골과 쇄골을 이완하고, 흉곽출구의 사각근 부위와 늑쇄부위 공간을 넓혀줍니다.

• 환자자세 : Hook-lying	• 플레이트 : Mid back
• 설정 : TECAR 1.0, Bracelet, 30%	• 적용시간 : 3분

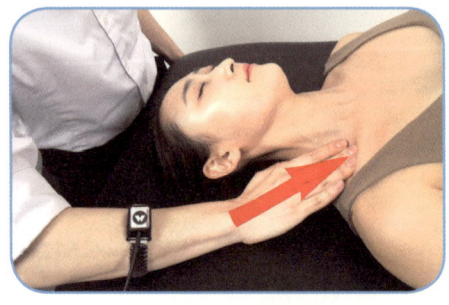

1. 손가락으로 사각근과 쇄골하근의 압통점을 이완합니다. (사각근, 늑쇄 부위)

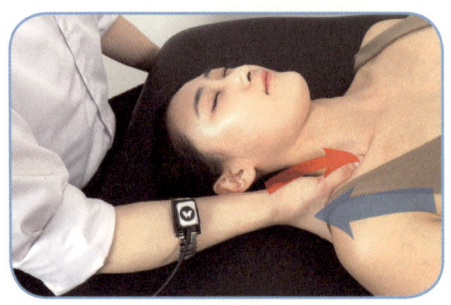

2. 손가락으로 제1늑골을 촉진하고, Grade2의 강도로 압력을 주어, 환자의 들숨과 동시에 쇄골과 견갑골을 거상시켜 유지합니다. (늑쇄 부위)

[3단계]

굳어진 횡격막 앞쪽 부위를 이완하여 부적절한 호흡패턴을 정상화합니다.

• 환자자세 : Hook-lying	• 플레이트 : Mid back
• 설정 : TECAR 1.0, CET, Dynamic, 40~50%	• 적용시간 : 2분

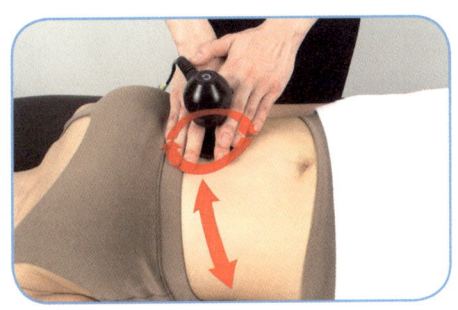

1. 검상돌기 아래 부위를 30초간 작은 원을 그리며 러빙합니다. 그 이후 좌우 늑골(Rib cage area. - T7~12)주변을 러빙하여 횡격막의 앞쪽 부위를 이완합니다.

[4단계]

굳어진 횡격막 앞쪽 부위를 이완하여 부적절한 호흡패턴을 정상화합니다.

• 환자자세 : Hook-lying	• 플레이트 : Mid back
• 설정 : TECAR 1.0, RET, 40~50%	• 적용시간 : 2분

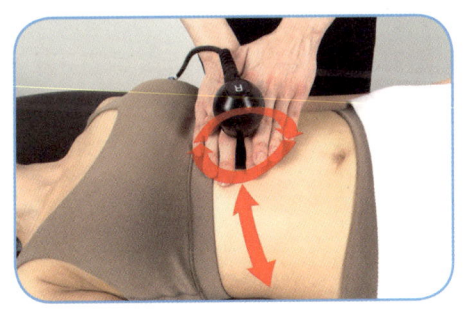

1. 검상돌기 아래 부위를 30초간 작은 원을 그리며 러빙합니다. 좌우 늑골(Rib cage area. - T7~12)주변을 러빙하여 횡격막의 심부 부위를 이완합니다.

[5단계]

MET 테크닉을 적용하여 정상적인 횡격막의 수축과 이완 패턴을 회복합니다.

• 환자자세 : Hook-lying	• 플레이트 : Mid back
• 설정 : TECAR 5.0, 2 bracelet, 30%	• 적용시간 : 2분

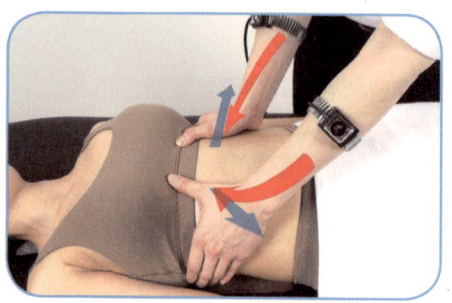

1. 치료사가 늑골아래 횡격막 부위를 촉진한 후, 환자는 천천히 숨을 들이마십니다. 들숨 시 벌어진 늑골에 약한 저항을 주며 3~5초 동안 숨을 유지합니다.

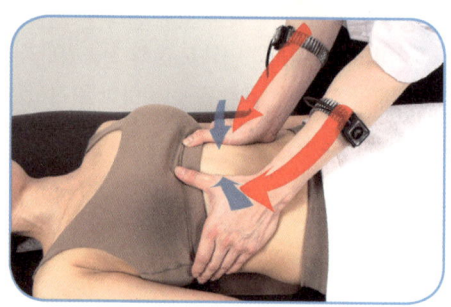

2. 환자는 천천히 숨을 내쉽니다. 날숨 시 원래 위치보다 늑골이 더 모아지도록 숨을 뱉고 동시에 손으로 약한 압박을 줍니다. 이런 호흡 운동을 반복합니다.

[6단계]

상지 인지운동 '플로어 엔젤 운동'을 적용하여 견관절의 안정성과 움직임을 정상화합니다.

• 환자자세 : Hook-lying	• 플레이트 : Mid back
• 설정 : TECAR 5.0, 2 bracelet(환자의 Mid forearm), Low pulse, 40%	• 적용시간 : 3분(10회씩 3세트)

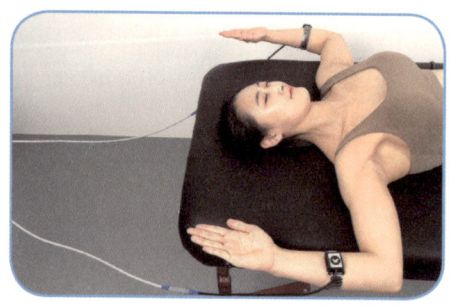

1. 팔의 뒤쪽 부위가 바닥에 닿도록 견관절 90도 외전, 외회전과 주관절 90도 굴곡 자세를 만듭니다. 흉요추 연접부위가 과신전 되지 않도록 주의합니다.

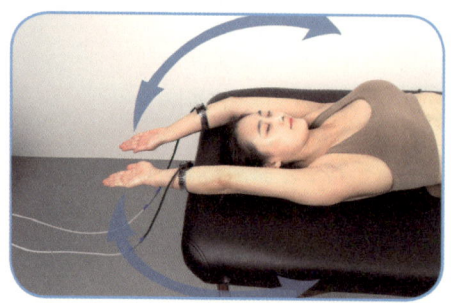

2. 팔이 바닥에 붙은 상태를 유지하면서, 숨을 들이마셨다 뱉습니다. 동시에 견관절 외전과 주관절 신전 동작을 만들어 줍니다. 흉요추 연접부위가 과신전 되지 않도록 주의합니다. 숄더 패킹이 풀리지 않도록 주의합니다.

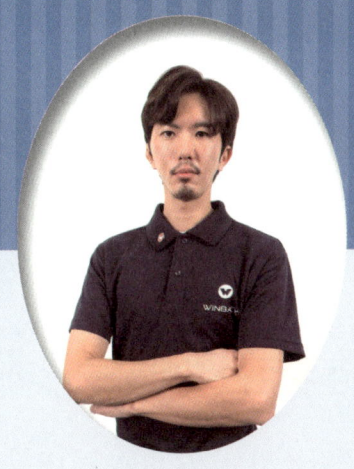

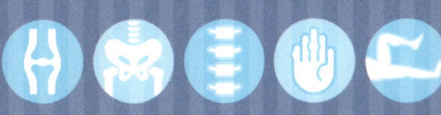

이형렬

PHYSIOFIT 대표
WINBACK TECAR Therapy 전문가
백석대학교 외래교수
한국신경재활학회 총무이사
전) 상계바른정형외과 센터장
전) 새하늘 정형외과 총괄실장
전) 강동대학교 겸임교수

> "
> 물리치료사들이 도수치료를 할 때
> 강한 힘을 요구하는 순간들이 있습니다.
> 이런 순간에 윈백의 TECAR 에너지를 이용한다면
> 무리한 힘을 들이지 않고 치료할 수 있습니다.
> 손 끝을 통해서 나오는 열감으로
> 환자분의 몸이 이완되는 것을 보면서,
> 마치 초능력을 사용하는 것과 같은
> 놀라운 효과를 경험했습니다.
> 이번에 발간되는 '테카트레인'을 통해
> 윈백을 처음 접하거나 사용하시는 유저분들도
> 제가 경험한 효과를 같이 공유했으면 좋겠습니다.
> "

3) 충돌증후군(Impingement syndrome)

■ 충돌증후군의 정의

충돌증후군이란 상완골 상부 공간 사이의 조직이 역학적인 압박이나 염증으로 인해서 충돌을 일으키며 발생하는 질환을 말합니다. 그러나 최근의 연구에서는 건의 '퇴행성 변화'나 '죄임'(Entrapment)을 통해서도 통증이 발생할 수 있다고 보고되고 있습니다. 이런 이유로 임상에서는 충돌증후군의 진단으로 건염, 건병증, 회전근개 질환 등의 진단명을 함께 사용하고 있습니다.

충돌증후군은 대표적으로 회전근개 질환에 의한 경우가 많습니다. 부하가 가해진 어깨 관절을 과하게 반복적으로 사용하면서 회전근개에 질환이 생기고, 어깨의 움직임에 이상을 일으켜 충돌증후군 증상을 발현합니다.

회전근개에 의한 충돌증후군은 원인이 다양하지만 크게 내재적 충돌증후군과 외재적 충돌증후군으로 분류할 수 있습니다.

내재적 충돌증후군은 어깨관절 안에서 충돌을 일으키는 요소들로 인하여 발생하게 됩니다. 근육, 건과 같은 구조물의 손상과 더불어 회전근개 안의 혈관 변화, 콜라겐의 이상배열과 퇴행 문제 등이 나타나게 됩니다. 이러한 요소들로 인하여 극상근 건염, 극하근 건염, 상완이두근 건염 등이 나타날 수 있습니다.

외재적 충돌증후군은 어깨관절이 움직일 때 주변 조직이 역학적으로 압박을 받아서 생기는 충돌을 의미합니다. 세가지 경우에 발생하는데, 일차성 충돌은 견봉의 비정상적인 모양에 의한 충돌에 의해 발생합니다. 이차성 충돌은 관절와상완관절의 과한 움직임이나 불안정성에 의해 발생하는 충돌입니다. 마지막 내부성 충돌은 관절와상완관절낭의 뒤쪽이 단축되어 잘못된 운동형상으로 인하여 발생합니다.

이러한 충돌에 의하여 견갑골 운동장애, 불안정성, 관절와순파열, 관절와상완관절의 내외전 결핍등이 나타날 수 있습니다.

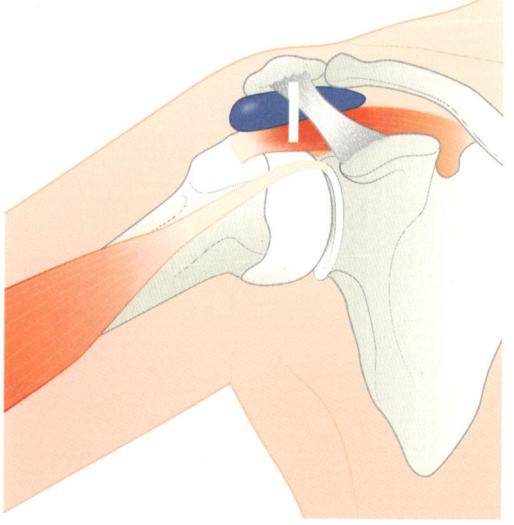

그림 3-3 충돌증후군

> ### 👆 주요 증상
>
> - 외전 동작의 끝범위에서 앞쪽 및 가쪽 통증이 발생하게 됩니다.
> - 팔을 머리 위로 올린 채 움직일 때 이두근 건구의 상외측과 전방에서 통증이 발생하게 됩니다.
> - 팔을 뒤로 넘기는 동작에서 날카로운 통증을 호소합니다.
> - 어깨 회전 동작을 할 때 견봉 아래에서 염발음이 나타나게 됩니다.
> - 팔을 움직일 때마다 통증이 증가하게 되고, 통증 시간이 길어지게 됩니다.
> - 주로 밤에 통증이 더 심하게 나타나게 됩니다.

■ 충돌증후군 검사방법

❶ 죠브 검사(Jobe's test, empty can)

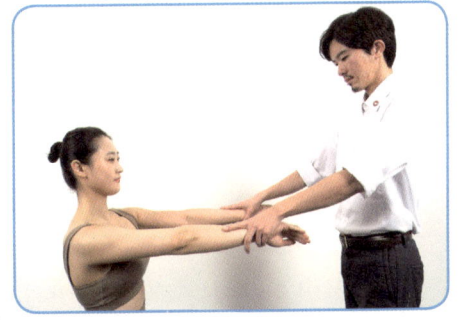

환자는 팔을 앞으로 뻗고 견관절을 안쪽으로 돌려 엄지손가락이 아래를 향하도록 만듭니다. 검사자는 양쪽 손을 환자의 손목 위에 놓습니다. 아래방향으로 압력을 가할 때 환자는 검사자세를 유지합니다.

- 통증이 있습니다(양성) : 외재적 충돌증후군(극상근 손상)
- 통증이 없습니다(음성) : 내재적 충돌증후군

❷ 호킨스 케네디 검사(Hawkins-kennedy test)

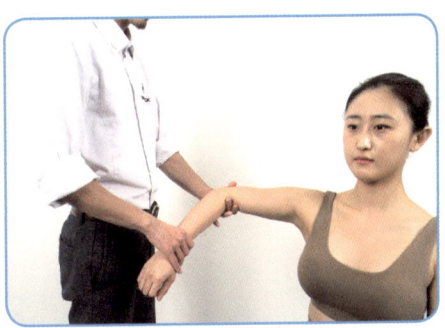

주관절을 굴곡한 상태에서 한 손으로 상완골을 고정하고 다른 손으로 전완부을 잡습니다. 환자의 어깨관절을 내회전 시킨 후 팔을 운동의 끝범위까지 외전 시킵니다.

- 통증이 있습니다(양성) : 외재적 충돌증후군(극상근, 상완이두근 손상)
- 통증이 없습니다(음성) : 내재적 충돌증후군

❸ 재위치 검사(Relocation test)

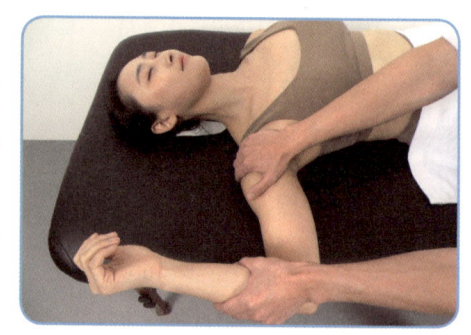

외재적 충돌증후군이 일차성인지 이차성인지 확인하는 검사입니다. 환자는 바로 누운 자세에서 견관절 90도 외전, 주관절 90도 굴곡 자세를 만듭니다. 검사자는 한 손으로 관절와상완관절을 잡고 다른 손으로 손목을 잡습니다. 관절을 고정한 상태에서 어깨관절에 외회전 방향으로 부드럽게 압력을 가합니다.
- 통증이 있습니다(양성) : 이차성 충돌증후군
- 통증이 없습니다(음성) : 일차성 충돌증후군

■ 충돌증후군 치료의 핵심 포인트

❶ 외재적 충돌증후군 급성기 단계

급성기 단계는 염증이 발생한 단계이고, 주로 야간통증(Night pain)을 호소합니다. 이 단계에서는 감소된 관절가동범위를 개선하는 치료를 하는게 아니라, 증상이 유발되는 환경, 활동, 자세 습관 등을 수정합니다. 만약 손상이 일차성 충돌인 경우 수술이 필요하고, 이차성 충돌인 경우 회전근개 안정화 운동을 적용합니다. 내재성 충돌인 경우에는 관절와상완관절낭의 신장치료를 적용합니다.

❷ 외재적 충돌증후군 아급성기 단계

야간통증이 줄어들면서 급성기 증상들이 호전되면, 제한되고 굳어진 관절 주변의 조직(대흉근, 소흉근, 대원근, 견갑하근, 견갑거근, 인대, 관절낭 등)을 이완하고 관절의 가동범위를 늘려줘야 합니다.

❸ 외재적 충돌증후군의 활동 단계

활동 단계에서 관찰할 수 있는 증상은 대표적으로 근육(극상근과 상완이두근)의 비사용 약화로 발생하는 통증문제가 있습니다. 발생원인은 근력 및 근지구력의 약화입니다. 약화와 함께 근육이 피로해지면서 관절을 지지하는 정적인 안정력, 압박력, 그리고 병진력을 제공받지 못해 이차성 충돌증후군을 유발합니다. 임상적인 양상에서 단일방향으로 팔을 올리는 동작은 통증이 감소하나, 복합동작에서는 통증과 부하를 발생시켜 동작의 구성 요소가 증가할 때 통증이 증가됩니다. 이런 문제를 해결하기 위해서 근육 수행능력을 개선할 수 있는 운동을 적용해야 합니다.

❹ 내재적 충돌증후군을 유발하는 자세 교정

어깨 구조물의 병변으로 통증이 발생하기도 하지만 자세의 문제로 통증이 유발될 수도 있습니다. 구부정한 자세는 상완골의 운동형상을 바꾸게 되고, 증가된 흉추 후만은 흉추의 가동성을 감소시켜 상완골의 외회전과 후방경사의 범위를 줄어들게 만듭니다. 그리고 둥근어깨는 어깨 근육길이의 불균형을 초래하고 소흉근, 사각근, 견갑거근 등 여러 근육의 유연성을 감소시킵니다. 이런 자세적 변화는 근육을 긴장시키고 유연성을 떨어뜨려 충돌증후군을 유발할 수 있습니다. 이러한 자세적 문제들도 고려해야 하기에, 어깨 구조의 병변만 치료한다고해서 성공적인 치료라고 할 수 없는 것입니다. 다른 관절 근육의 정렬과 긴장 그리고 약화된 부위까지 개선해야 충돌증후군을 성공적으로 치료할 수 있습니다.

■ 충돌증후군 테카테라피 프로그램

단계	자세	플레이트	설정	치료방법	적용시간 (총 26분)
1-1 단계	Prone	Abdominal	TECAR 1.0 CET, Dynamic, 40%	목의 후면부, 어깨 그리고 등 부위를 넓게 러빙합니다.	3분
1-2 단계	Prone	Cervical & Shoulder girdle (Mobile)	TECAR 3.0 RET, Super beat, 30~40%	두개의 일렉트로드를 이용하여 목에서부터 견갑골 아래 부위까지 넓게 러빙합니다.	3분
2단계	Prone	Abdominal	TECAR 1.0 Bracelet, 30%	트리거포인트 부위에 교차 섬유마사지를 적용하여 집중적으로 이완합니다.	2분
3-1 단계	Supine	Mid back	TECAR 1.0 CET, Dynamic, 40%	회전근개의 압통점 부위와 어깨의 앞쪽, 뒤쪽, 위쪽으로 넓게 러빙합니다.	3분
3-2 단계	Supine	Mid back	TECAR 1.0 Blade, 30%	회전근개에 적용하다 심한 압통점 부위를 찾으면, 그 부위의 근막을 집중적으로 이완합니다.	3분
4단계	Supine	Mid back	TECAR 1.0 Bracelet, 30%	압통점 부위에 교차 섬유마사지, 관절와상완관절에 관절가동술을 적용합니다.	3분
5단계	Side-lying	Lateral abdominal	TECAR 1.0 RET, 30%	후관절낭주변으로 적용시킨 뒤 '잠자기 신장기법(sleeper stretching)'과 '수평 내전 신전기법'을 적용합니다.	3분
6단계	Sitting	Scapular (Mobile)	TECAR 3.0 RET, 30~40%	스틱(Stick 또는 T-bar)을 잡은 상태에서 견관절에 벌림과 굴곡을 만들어 능동관절가동범위 운동을 적용합니다. 움직임 제한이 있다면 MET기법을 적용합니다.	3분
7단계	Sitting	Scapular (Mobile)	TECAR 3.0 RET, 30~40%	다양한 방향으로 등척성 저항을 주면서 회전근개의 근육을 강화합니다.	3분

[1-1단계]

목, 어깨 주변 근육(상부승모근, 사각근, 견갑거근)의 이완을 통해 견갑상완리듬을 회복합니다.

• 환자자세 : Prone position	• 플레이트 : Abdominal
• 설정 : TECAR 1.0, CET, Dynamic, 40%	• 적용시간 : 3분

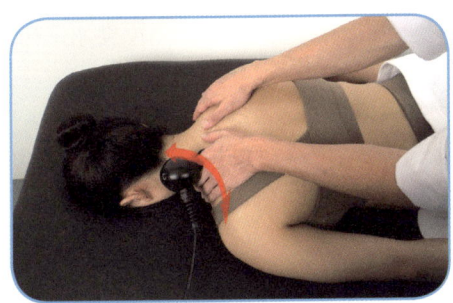

1. 목과 어깨근육에 근경련이 있다면 외전 시 잘못된 견갑상완리듬이 발생합니다. 경추와 견갑대 주변 근육인 상부승모근, 사각근, 견갑거근의 기시점과 정지점을 따라 러빙합니다.

[1-2단계]

목, 어깨 주변 근육(상부승모근, 사각근, 견갑거근)의 이완을 통해 견갑상완리듬을 회복합니다.

• 환자자세 : Prone position	• 플레이트 : Cervical & Shoulder girdle(Mobile)
• 설정 : TECAR 3.0, RET+, Super beat, 30~40%	• 적용시간 : 3분

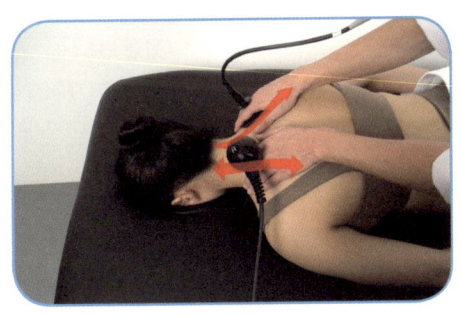

1. RET+(Super beat)를 이용해서 목과 어깨의 근육의 근수축, 이완을 유도합니다. 부드러운 저주파 자극을 통해서 상부승모근, 사각근, 견갑거근의 근육 이완을 유도합니다.

2. 만약 RET+ 자극을 주어도 가시적인 근수축 현상이 보이지 않는다면 과도한 근경직 또는 근피로도 증가로 인하여 나타나는 현상이니 1분 정도 지속적으로 러빙을 하시게 되면 근수축 효과를 볼 수 있습니다.

[2단계]

목, 어깨 주변 근육의 압통점을 이완하여, 견갑상완리듬을 회복합니다.

• 환자자세 : Prone position	• 플레이트 : Abdominal
• 설정 : TECAR 1.0, Bracelet, 30%	• 적용시간 : 2분

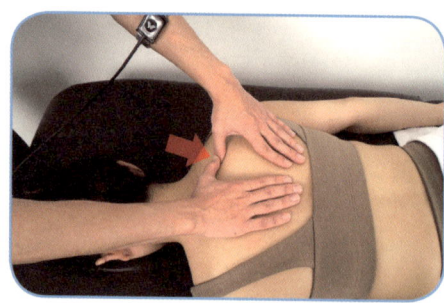

1. 목, 어깨 주변근육의 압통점을 찾아 교차 섬유 마사지로 이완합니다.

[3-1단계]

내재적충돌증후군의 요소들로 인한 염증을 조절하고 어깨관절의 부종과 삼출의 감소를 유도합니다.

• 환자자세 : Supine position	• 플레이트 : Mid back
• 설정 : TECAR 1.0, CET, Dynamic, 40%	• 적용시간 : 3분

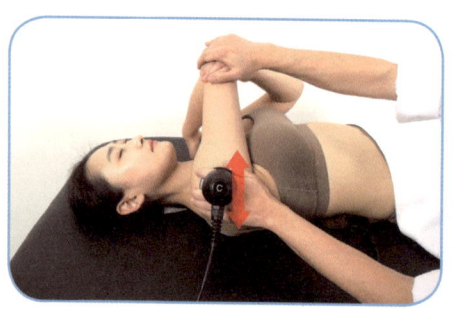

1. 환자의 어깨관절을 수평내전시켜 회전근개를 신장 상태로 유지합니다. 치료사는 회전근개 부위를 골고루 러빙합니다. 트리거포인트에만 적용하는 것이 아니라 어깨관절의 앞쪽, 뒤쪽, 위쪽 모두에 적용합니다.

[3-2단계]

내재적충돌증후군의 요소들로 인한 염증을 조절하고 어깨관절의 부종과 삼출의 감소를 유도합니다.

• 환자자세 : Supine Position	• 플레이트 : Mid back
• 설정 : TECAR 1.0, Blade, 30%	• 적용시간 : 3분

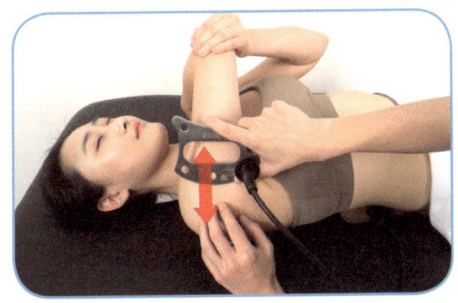

1. 환자는 어깨관절을 내전하여 회전근개의 신장 상태를 유지합니다. 치료사는 블레이드를 이용하여 유착된 근막을 이완시켜 줍니다.
2. 블레이드 사용시 근육의 정지점부터 기시점까지 위에서 아래 방향으로 적용해 줍니다.

[4단계]

회전근개 압통점 이완 및 관절 유동술을 적용하여 통증을 줄여주고 신장을 유도합니다.

• 환자자세 : Supine Position	• 플레이트 : Mid back
• 설정 : TECAR 1.0, Bracelet, 30%	• 적용시간 : 3분

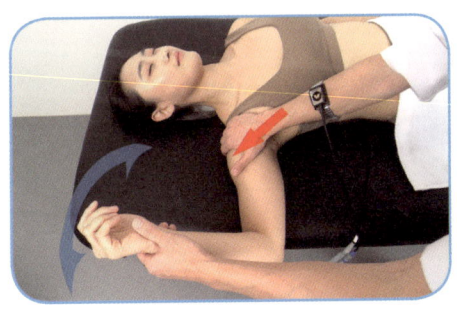

1. 압통점 부위에 교차 섬유마사지를 적용하여 집중적으로 풀어줍니다. 관절와상완관절에 부드러운 진동 자극을 주며 관절을 이완하고 근에너지기법(MET)을 적용하여 가동범위를 개선합니다.

[5단계]

회전근개 압통점 이완 및 관절 유동술을 적용하여 통증을 줄여주고 신장을 유도합니다.

• 환자자세 : Side-lying position	• 플레이트 : Lateral abdominal
• 설정 : TECAR 1.0, RET, 30%	• 적용시간 : 3분

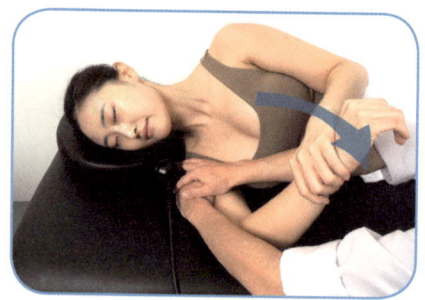

1. 환자는 통증이 있는 팔을 아래로 향하게 옆으로 누워, 어깨관절과 주관절을 90도로 굴곡합니다. 후관절낭을 러빙합니다.

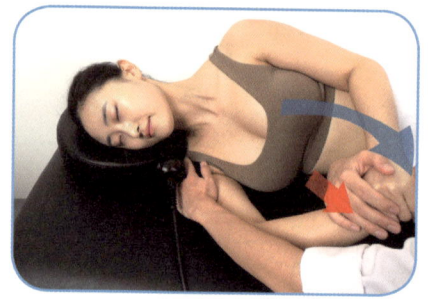

2. 치료사는 환자가 가장 통증이 발생되는 부위에 일렉트로드를 고정시키고, 환자는 90도로 굴곡한 팔을 내회전을 시켜 신장합니다. 신장은 20초 간격으로 5회 시행합니다. 횟수는 때에 따라서 증가할 수 있는데 가급적 내회전을 최대로 수행할 수 있을 때까지 적용합니다.

[6단계]

관절운동을 통한 견갑상완리듬을 회복하고, 제한된 외전범위를 개선합니다.

• 환자자세 : Sitting position	• 플레이트 : Scapular(Mobile)
• 설정 : TECAR 3.0, RET, 30~40%	• 적용시간 : 3분

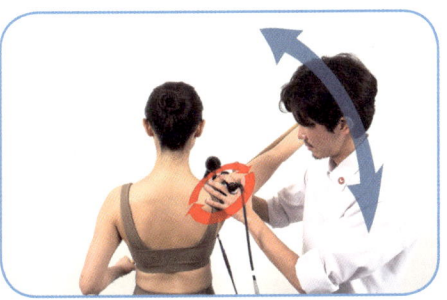

1. 치료사의 한손은 상완골두에, 다른 손은 견갑골에 도자를 위치시키고 환자가 팔을 외전 하는 동안 치료사는 심부열을 적용하며, 상완골두에 후외측 활주를 적용합니다.

   * 환자가 직접 스틱을 이용해서 AAROM으로 가동범위운동을 적용하면 보다 효과적입니다.

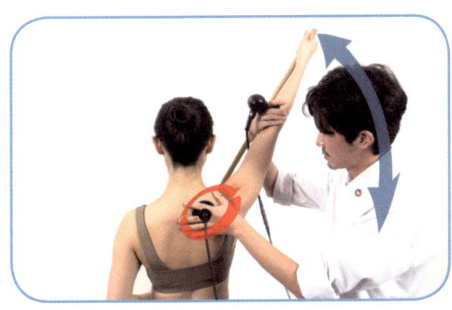

2. 관절가동범위가 끝까지 나오지 못한다면 통증이 생기기 직전 범위에서 교대적 등척성 운동과 율동적 안정화기법인 근에너지기법(MET)을 통해 신장 운동을 적용합니다.

[7단계]

목, 어깨 주변 근육 및 회전근개를 강화하여 기능적인 동작을 회복합니다.

• 환자자세 : Sitting position	• 플레이트 : Scapular(Mobile)
• 설정 : TECAR 3.0, RET, 30~40%	• 적용시간 : 3분

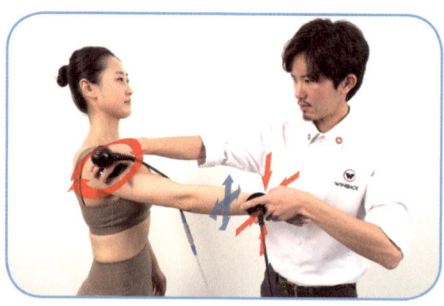

1. 회전근개에 심부열을 전달합니다. 치료사는 팔 원위부에 손을 위치하고 다양한 방향으로 등척성 저항을 주면서 회전근개 근육을 강화합니다.

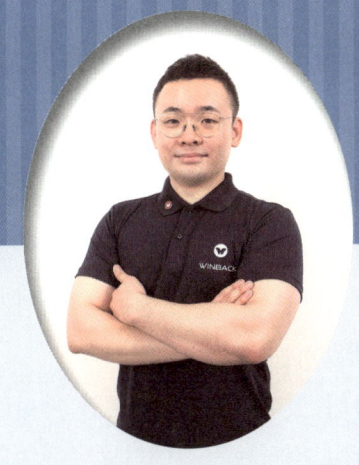
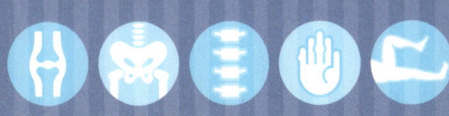

김기한

동아신경외과의원 척추재활센터 도수치료사
WINBACK TECAR Therapy Instructor (Level 1)
대구슬링운동학회 대표강사
대구물리치료사협회 임원
전) 새현대연합의원 도수치료사
전) 한미병원 스포츠재활센터 도수치료사
전) 탑연합정형외과의원 슬링운동센터 도수치료사

"
TECAR is good friend to physiotherapists & patients."
간단하지만 과학적인 윈백의 TECAR 에너지는
심부열을 통한 빠르고 편안한 치료효과를 가져다 줍니다.
환자부터 스포츠 선수까지, 일상에서 재활까지
고객의 빠른 회복을 도와주는 든든한 다이나믹 힐링 에너지!
더 많은 분들이 TECAR 에너지의 놀라운 효과를
경험해 보실 수 있었으면 좋겠습니다.
"

4. 주관절(Elbow)

1) 테니스엘보우, 외측상과염(Tennis elbow, Lateral epicondylitis)

■ 테니스엘보우의 정의

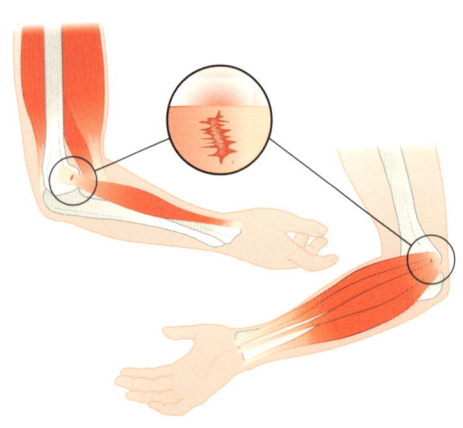

그림 4-1 테니스엘보우

테니스엘보우라는 명칭으로 잘 알려진 외측상과염은 상완골의 외측상과 부위에 근염 및 섬유조직염, 건의 찢김 및 골막염, 윤활낭염, 퇴행성건염 등을 동반하면서 통증이 발생하는 질환을 말합니다.

주관절을 굽혔다 펴는 동작뿐만 아니라 손목을 위로 젖히는 동작에서도 주관절의 바깥쪽에 통증이 발생한다면 테니스엘보우를 의심해 볼 수 있습니다. 흔히 테니스의 백핸드(Backhand) 동작에서 통증이 발생할 수 있기에 외측상과염을 테니스엘보우라고 부르게 되었습니다. 질환의 이름에서 볼 수 있듯이 일반적으로 운동선수에게서 많이 발생하는데, 최근에는 스포츠와 관계없이 손목관절의 신전 근육을 많이 사용하는 근로자 및 가정 주부에게도 많이 발생하고 있습니다.

테니스엘보우는 특별한 원인없이 발현되는 경우도 있지만, 대체로 그 원인이 다양하며, 테니스의 백핸드 스트로크 동작은 주관절의 외측상과에 염증을 유발하는 대표적인 동작입니다. 팔꿈치의 외측상과는 손목관절을 펴는 신전근육들이 부착되는 기시부입니다.

외측상과에는 상완요골근, 장요측수근신근, 단요측수근신근, 지신근 등과 같은 근육들이 부착됩니다. 그 중 단요측수근신근에서 가장 빈번하게 통증이 발생합니다.

반복적으로 손목을 신전하는 동작이나 백핸드 스트로크처럼 전완의 회외동작과 주관절의 신전동작을 함께하는 경우 이들 근육에 부하가 걸리면서 외측상과에 부착된 힘줄에 염증 및 미세손상이 발생하게 됩니다. 또는 뼈들을 둘러싸고 있는 인대 및 근육에 충격이 가해져 미세손상이 발생되거나 오래 반복된 자극으로 염증을 동반한 퇴행성 변화가 발생하기도 합니다.

주요 증상

- 팔꿈치 바깥쪽에 통증, 저림, 민감한 신경통 등을 호소합니다.
- 특히 손바닥을 아래로 향하고 물건을 집어올릴 때 심한 통증을 느낍니다.
- 세번째 손가락을 신전시키는 동작시에 통증이 나타납니다.
- 팔꿈치의 바깥쪽에만 한정된 것이 아니라 손목까지 이어지는 방사통으로 악력이 약해지기도 합니다.

■ 테니스엘보우 검사방법

❶ 코젠 검사(Cozen's test)

손목관절을 신전할 때 저항을 가하거나, 환부의 외측상과 부위에 약한 압박을 가했을 때 통증이 유발된다면 양성입니다.

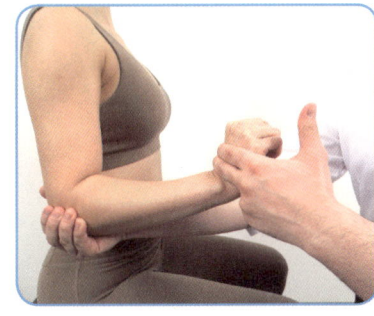

❷ 밀 검사(Mill's test)

손목 관절과 손가락을 완전히 굴곡할 때 외측상과 부위에 통증이 유발된다면 양성입니다.

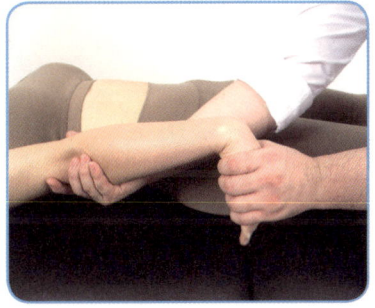

❸ 마우드슬리 검사(Maudsley's test)

주관절을 완전히 신전한 상태에서 가운데 손가락을 신전하며 저항을 가할 때 통증이 유발된다면 양성입니다.

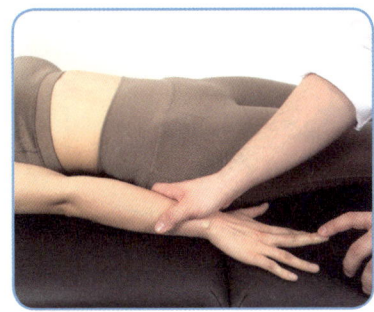

■ 테니스엘보우 치료의 핵심 포인트

❶ 팔로 가는 신경과 혈관의 순환 작용을 촉진하기 위해 사각근을 이완합니다.

사각근의 과긴장은 팔로 가는 신경과 혈관을 압박하여 허혈성 통증을 유발하는 원인이 되므로 이를 해결하여야 합니다. 치료효과의 극대화를 위하여 목을 먼저 이완한 후 상완, 전완 순서로 치료합니다.

❷ 나선고랑(Spiral groove)에서 전완으로 가는 신경과 혈관의 순환작용 촉진을 위해 상완삼두근을 이완합니다.

상완삼두근의 과긴장은 신경고랑에서 전완으로 가는 요골신경과 혈관을 압박하여 전완부에 허혈성 통증을 유발하기 때문에 반드시 이완하여야 합니다.

❸ 통증을 많이 호소하는 부위인 손목신전근의 이완 및 안정화 운동을 실행합니다.

가장 많이 통증을 호소하는 손목신전근의 근육 및 근막을 이완하고 안정화 시켜야 합니다.

■ 테니스엘보우 테카테라피 프로그램

단계	자세	플레이트	설정	치료방법	적용시간 (총 19분)
1단계	Supine	None	TECAR 4.0 Multipolar 30~40%	전사각근과 중사각근 사이의 사각근간 삼각공간을 전사각근과 중사각근의 기시점과 정지점 방향을 따라 부드럽게 원을 그리면서 러빙합니다.	2분
2단계	Supine	Mid back	TECAR 1.0 CET, Dynamic 30~40%	상완삼두근의 내외측을 근육의 기시점과 정지점 방향을 따라 러빙합니다. 특히 요골신경이 많이 압박되는 외측두를 중점적으로 이완합니다.	2분
3단계	Supine	Mid back	TECAR 1.0 CET, Dynamic 30~40%	단요측수근신근이 기시하는 외측상과를 중점적으로 러빙합니다.	2분
4단계	Supine	Mid back	TECAR 1.0 Bracelet, 30%	전사각근과 중사각근 사이의 삼각공간의 통증유발점을 찾아 30초간 이완 후, 위치를 바꾸어 다시 찾고 30초간 이완합니다.	3분
5단계	Supine	Mid back	TECAR 1.0 Blade, 30%	상완삼두근과 손목신전근의 근막을 이완합니다.	4분
6단계	Supine	Mid back	TECAR 2.0 Bracelet(Mid forearm), Low pulse, 30%	Bracelet을 환자가 착용한 상태에서 손목 신전근에 등척성 수축, 구심성 수축, 원심성 수축운동을 적용합니다.	6분 (10초씩 4세트, 20~30초씩 휴식)

[1단계]

신경과 혈관의 압박으로 발생하는 허혈성 통증을 해결하기 위하여 사각근을 이완합니다.

• 환자자세 : Supine position	• 플레이트 : None
• 설정 : TECAR 4.0, Multipolar, 30~40%	• 적용시간 : 2분

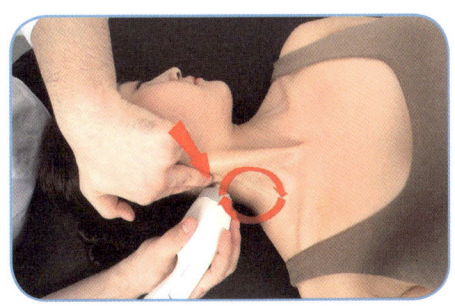

1. 전사각근과 중사각근 사이의 사각근간 삼각 공간을 근육의 기시점과 정지점 방향을 따라 부드럽게 원을 그리면서 러빙합니다. 이때 반드시 반대손으로 온도를 체크하면서 적용합니다.

[2단계]

전완으로 가는 신경과 혈관의 순환작용 촉진을 위해 상완삼두근을 이완합니다.

• 환자자세 : Supine position	• 플레이트 : Mid back
• 설정 : TECAR 1.0, CET, Dynamic, 30~40%	• 적용시간 : 2분

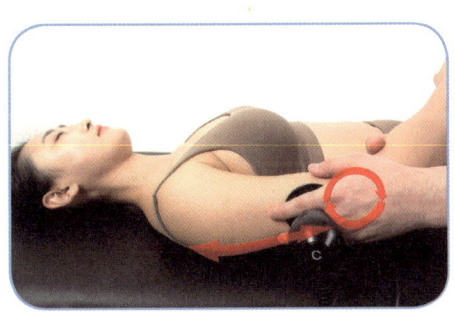

1. 견관절과 주관절을 약간 굴곡시킨 후 상완삼두근의 기시점과 정지점 방향을 따라 러빙합니다. 요골신경이 많이 압박되는 외측두를 중점적으로 이완합니다.

[3단계]

주 통증 부위인 손목신전근을 이완하여 주변 신경과 혈관의 순환작용을 촉진합니다.

• 환자자세 : Supine position	• 플레이트 : Mid back
• 설정 : TECAR 1.0, CET, Dynamic, 30~40%	• 적용시간 : 2분

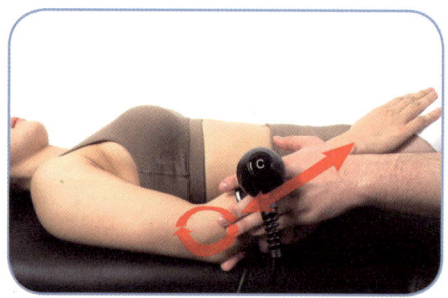

1. 손목신전근들 중에서 단요측수근신근을 중심으로 기시점과 정지점 방향을 따라 러빙합니다. 주로 기시 부분인 외측상과를 집중적으로 적용합니다.

[4단계]

도수 테크닉을 통해 과긴장된 사각근의 통증포인트를 이완하여 통증을 줄여줍니다.

• 환자자세 : Supine position	• 플레이트 : Mid back
• 설정 : TECAR 1.0, RET, Bracelet, 30%	• 적용시간 : 3분

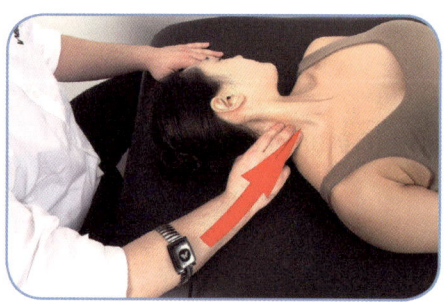

1. 전사각근과 중사각근 사이의 사각근간 삼각공간의 통증유발점을 찾아 30초간 이완 후, 다른 통증유발점을 찾아 이완합니다.

[5단계]

신경 압박과 순환장애를 유발하는 상완삼두근과 손목신전근의 유착된 근막을 이완합니다.

• 환자자세 : Supine position	• 플레이트 : Mid back
• 설정 : TECAR 1.0, Blade, 30%	• 적용시간 : 4분

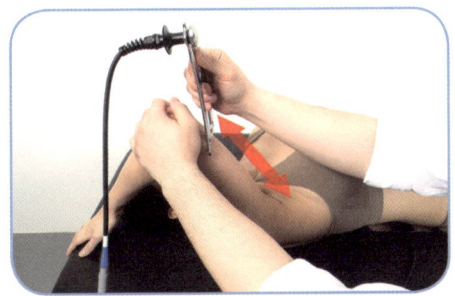

1. 견관절과 주관절을 굴곡한 후, 상완삼두근의 기시점에서 정지점 방향을 따라 Blade로 부드럽게 근막을 이완합니다.

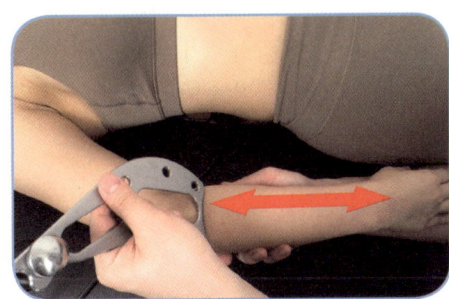

2. 손목의 굴곡, 신전 움직임을 만들어내면서 손목 신전근의 근육 기시점과 정지점 방향을 따라 Blade로 부드럽게 근막을 이완합니다.

[6단계]

퇴행 및 약화된 손목신전근의 근기능을 개선시키고, 안정화 시켜줍니다.

• 환자자세 : Supine position	• 플레이트 : Mid back
• 설정 : TECAR 2.0, Bracelet(Mid forearm), Low Pulse, 30%	• 적용시간 : 6분(10초씩 4세트, 20~30초씩 휴식)

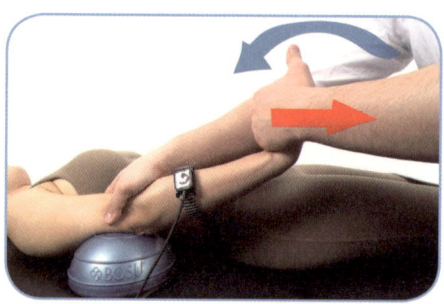

1. 손목신전근을 강화하기 위해, 손목에 저항을 주어 등척성 수축을 유도합니다.

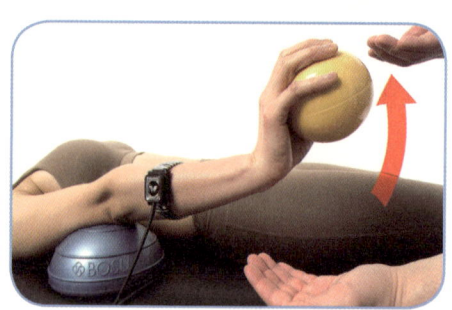

2. 손목신전근을 강화하기 위해, 가벼운 아령(0.5kg)으로 구심성 수축을 적용합니다. 환자는 능동적 완전가동범위로 손목을 신전하며 천천히 아령을 들어줍니다.

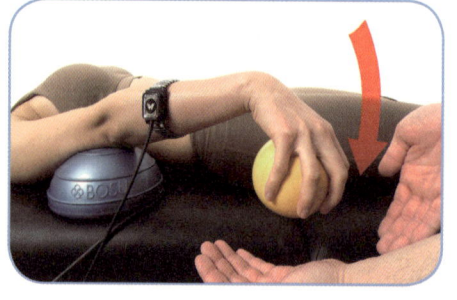

3. 손목신전근을 강화하기 위해, 가벼운 아령(0.5kg)으로 원심성 수축을 적용합니다. 환자는 아령의 무게를 천천히 버티면서 내려줍니다.

※ 가벼운 아령 또는 소프트웨이트볼 사용가능

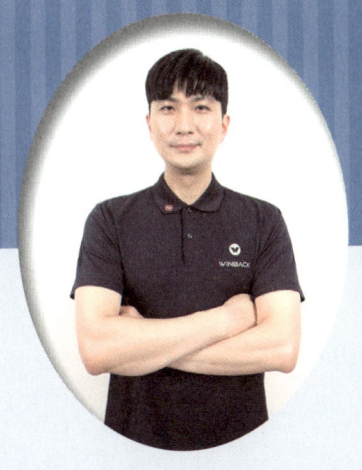
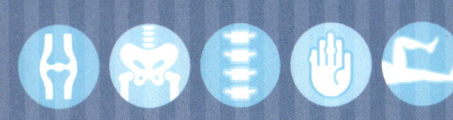

오동건

물리치료사, 체육학 박사(스포츠의학 전공)
닥터윤 프로마취통증의학과 부설 운동치료센터 센터장
WINBACK TECAR Therapy 전문가
동남보건대학교 물리치료과 겸임교수
전) 로하스 용인 재활병원 재활치료실 실장
전) 무척조은병원 재활치료센터 치료과장
전) 양주 우리병원 척추관절센터 센터장
전) 경복대학교 작업치료과 겸임교수
전) 대한물리치료사협회 보수교육강사

> "
> 윈백을 한번도 접해보지 못한 치료사는 있어도,
> 한번만 사용해본 치료사는 아마 없을 것입니다.
> 물리치료사 여러분들의 능력과
> 윈백의 TECAR 에너지가 잘 어우러진다면,
> 윈백은 여러분들에게 보조도구 이상의
> 훌륭한 파트너가 될 것입니다.
> 오늘도 저를 포함한 수많은 치료사 분들이
> 환자분들의 빠른 회복과 재활을 위해
> 윈백과 함께 합니다.
> "

5. 고관절(Hip joint)

1) 고관절충돌증후군(Hip impingement syndrome)

■ 고관절충돌증후군의 정의

고관절이 움직일때 관골구와 대퇴골두가 서로 부딪쳐서 충돌이 일어나고, 이 연결부위에 통증과 염증이 발생하는 질환을 고관절충돌증후군 또는 대퇴-관골구 충돌(넙다리-볼기뼈절구 충돌, femoroacetabular impingement)이라고 합니다.

고관절은 선천적인 구조이상과 함께 고관절 정렬의 문제, 움직임을 조절하는 연부조직의 손상 등으로 인해 다양한 패턴의 해부학적 변화가 나타날 수 있는데, 대표적인 문제가 대퇴골두의 전방활주(Anterior glide)입니다.

고관절의 신전 동작 시 슬괵근의 과도한 개입은 고관절의 뒤쪽 관절낭을 뻣뻣하게 만드는 한편, 상대적으로 앞쪽 관절낭은 느슨하게 하여 대퇴골두가 과도하게 전방으로 미끄러지게 되는 비정상적인 움직임을 야기할 수 있기 때문에 고관절 신전 동작의 가동범위를 제한할 수 있습니다. 또한 대퇴골두의 전방 활주에 의하여 뻣뻣해진 뒤쪽 관절낭은 대퇴골두의 후방활주(Posterior glide)를 방해하여 고관절 굴곡을 어렵게 합니다. 게다가 고관절 굴곡을 하는 동안 대퇴골의 뒤쪽 활주의 감소는 대퇴골과 관절낭 앞쪽 조직에 충돌을 일으키게 되어 관절연골 및 관절순(절구테두리, Acetabular labrum)의 손상, 장요근 건염 등과 같은 질환의 원인이 되기도 합니다.

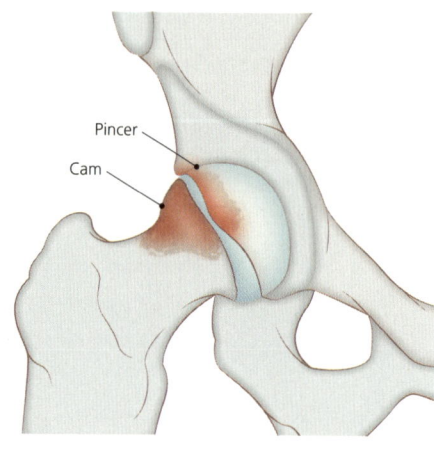

그림 5-1 고관절충돌증후군

구조적 이상으로 발생하는 고관절 충돌 증후군으로는 캠유형(Cam type), 핀서 유형(Pincer type), 그리고 결합 유형(Combination type)이 있습니다. 캠유형은 대퇴골두에 비정상적인 골극이 돌출되어 나타나는 충돌이며, 핀서 유형은 관골구에서 비정상적인 골극이 발생하는 충돌입니다. 그리고 캠유형과 핀서유형이 복합적으로 나타나는 결합유형이 있습니다.

이렇게 다양한 형태와 원인에 의하여 고관절 충돌증후군이 발생하기 때문에 원인을 잘 분석하고 치료를 해야 합니다.

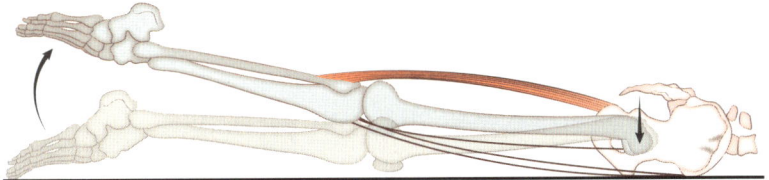

그림 5-2 고관절충돌증후군

주요 증상

- 서혜부(Inguinal region)의 뻣뻣함 또는 통증이 있습니다.
- 오래 앉았다가 일어설 때, 달리다가 방향을 전환할 때 통증이 있습니다.
- 고관절의 가동범위 제한이 있습니다.
- 책상다리나 다리를 꼬는 동작, 고관절을 벌리거나 펴는 동작을 할 때 통증이 있습니다.
- 보행 시 부적절한 패턴(Out-toeing gait 또는 In-toeing gait)이 나타납니다.

■ 고관절충돌증후군 검사방법

❶ 고관절충돌 검사(FADIR test)

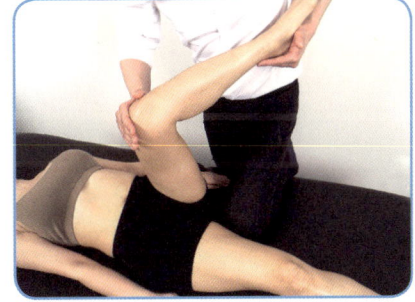

환자를 똑바로 눕힌 상태에서 치료사는 병변이 의심되는 하지의 고관절과 슬관절을 90도 굴곡하고, 고관절의 내전과 내회전 자세를 만듭니다. 통증의 발생 또는 통증을 줄이려는 움직임이 있으면 양성(관절순 손상, 고관절 불안정)입니다.

❷ 패트릭 검사(Patrick's test)

환자를 똑바로 눕힌 상태에서 치료사는 병변이 의심되는 쪽 발을 반대쪽 무릎 위에 올려 고관절 굴곡, 외전, 그리고 외회전 자세를 만듭니다. 치료사의 한쪽 손은 환자의 굴곡된 무릎에, 다른 쪽 손은 환자의 굴곡된 무릎 반대편 전상장골극 위에 두고 아래쪽으로 압력을 가합니다. 서혜부에 통증이 있으면 양성(장요근 손상, 활액낭염증, 고관절 충돌, 관절순 손상)입니다.

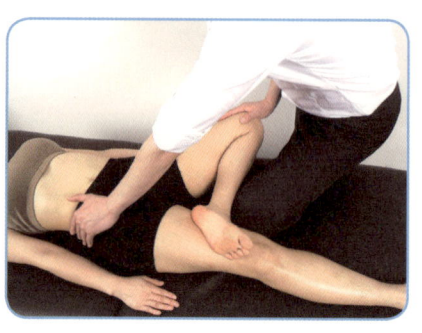

❸ 토마스 검사(Thomas test)

환자를 똑바로 눕힌 상태에서 환자의 무릎이 접히는 부분이 침대 끝부분에 위치하도록 하고, 치료사는 병변이 의심되는 반대쪽의 고관절을 120도 정도 굴곡 시킵니다. 이때 사진과 같이 반대쪽 다리 즉, 고관절이 펴 있고 무릎이 굽혀져 있는 쪽 다리의 굴곡이 나타나면 양성(장요근의 단축, 긴장성 증가)입니다.

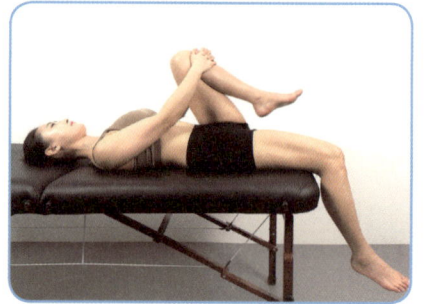

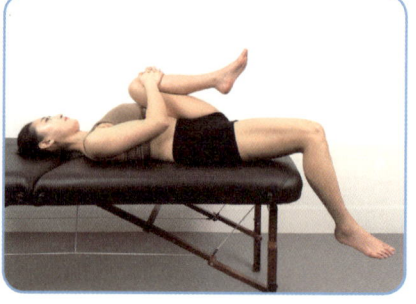

■ 고관절충돌증후군 치료의 핵심 포인트

❶ 장요근의 긴장완화 및 대퇴골두의 후방활주를 유도합니다.

대퇴골두의 전방활주는 고관절을 굴곡할 때 나타나는 서혜부 통증의 원인이 되며, 고관절 수동 굴곡의 끝 범위에서 통증이 더 심해질 수 있습니다. 고관절의 능동 굴곡을 통해서도 통증이 발생할 수 있으나, 서혜부를 눌러 대퇴골두를 뒤쪽으로 이동시킨 상태에서 고관절 굴곡을 만들어 주면 통증이 감소될 수 있습니다. 고관절충돌증후군에 의한 염증 진행에 따라 서혜부의 압박이 통증을 유발시킬 수 있기 때문에 염증부분의 압박을 최소화하면서 대퇴골두의 후방활주를 유도하는 것이 중요합니다. 장요근의 긴장을 완화시키고 장요근의 대퇴골 부착부위의 염증을 줄여주면 서혜부 통증을 완화시킬 수 있으며, 고관절 움직임 개선에도 도움을 줄 수 있습니다.

❷ 슬곡근의 긴장을 완화시킵니다.

슬곡근의 긴장도 증가는 고관절 신전 동작 시 주동근인 대둔근 보다 협력근인 슬곡근을 더욱 활성화시켜 슬곡근의 편의동원(Biased recruitment)을 야기합니다. 이는 대퇴골두를 전방으로 활주시켜 고관절충돌증후군의 양상을 가속화시킬 수 있습니다. 슬곡근의 긴장도를 완화시켜준 후, 슬곡근을 신장시키면 대퇴골두의 후방활주를 유도할 수 있으며, 슬곡근의 편의동원에 대한 문제도 완화시킬 수 있습니다.

❸ 고관절의 가동성과 안정성을 증진시킵니다.

고관절충돌증후근의 주요원인 중 하나인 대퇴골두의 전방활주는 고관절 신전의 주동근인 대둔근의 운동조절 문제로 발생합니다. 골반경사운동과 교각운동은 대둔근이 정상적인 운동조절을 할 수 있게 만들어주며, 고관절의 정상적인 관절 움직임을 유도하고 안정성을 증가시키는데 긍정적인 영향을 미치게 됩니다.

■ **고관절충돌증후군 테카테라피 프로그램**

단계	자세	플레이트	설정	치료방법	적용시간 (총 16분)
1단계	Supine	Low back	TECAR 1.0 CET, Dynamic 40~50%	장요근, 대퇴직근 그리고 슬곡근의 기시점과 정지점을 따라 러빙합니다.	3분
2단계	Supine	Low back	TECAR 1.0 Blade, 30%	긴장된 슬곡근의 근막을 이완합니다.	3분
3단계	Supine	Low back	TECAR 2.0 Strap(Thigh) Low pulse, 30%	앞으로 나간 대퇴골두에 후방활주를 유도하는 관절유동술을 적용합니다.	2분
4단계	Supine	Low back	TECAR 2.0 Strap(Thigh) Low pulse, 30%	대퇴골두를 후방 활주시킨 상태에서 슬곡근 신장을 적용합니다.	2분
5단계	Hook-lying	Low back (Patch)	TECAR 2.0 Strap(Thigh) Low pulse, 30%	골반경사운동과 고관절 외회전운동을 적용합니다.	3분 (10회씩 3세트)
6단계	Hook-lying	Low back (Patch)	TECAR 2.0 Strap(Thigh) Low pulse, 30%	골반의 후방경사, 고관절 외회전을 유지한 상태에서 교각운동을 적용합니다.	3분 (10회씩 3세트)

[1단계]

고관절 굴곡근과 주변 연부조직의 긴장을 이완하여 관절의 움직임을 개선합니다.

• 환자자세 : Supine position	• 플레이트 : Low back
• 설정 : TECAR 1.0, CET, Dynamic, 40~50%	• 적용시간 : 3분

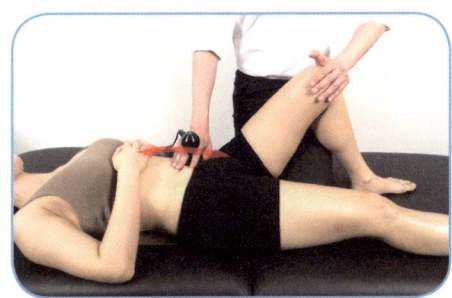

1. 고관절 굴곡근, 장요근의 기시점과 정지점을 따라 러빙합니다.

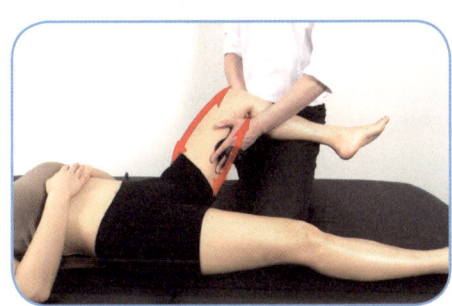

2. 고관절 굴곡근, 대퇴사두근과 고관절 신전근, 슬괵근의 기시점과 정지점을 따라 러빙합니다.

[2단계]

대퇴골의 전방활주를 만들어내는 슬괵근의 긴장된 근막을 이완하여 관절의 움직임을 개선합니다.

• 환자자세 : Supine position	• 플레이트 : Low back
• 설정 : TECAR 1.0, RET, Blade, 30%	• 적용시간 : 3분

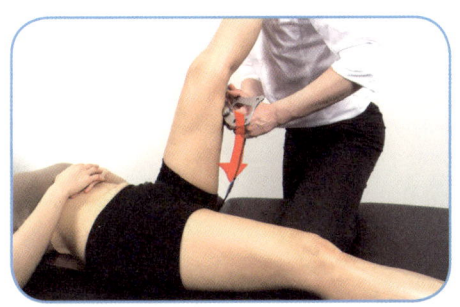

1. 고관절을 굴곡 시킨 상태에서 Blade로 슬괵근의 기시점과 정지점을 따라 근막이완을 적용합니다.

[3단계]

대퇴골두의 후방활주를 유도하는 관절 유동술을 적용합니다.

• 환자자세 : Supine position	• 플레이트 : Low back
• 설정 : TECAR 2.0, RET, Low pulse, Strap(Thigh), 30%	• 적용시간 : 2분

1. 한 손으로 대퇴골두 또는 장요근 부위를 아래로 누르면서 다른 손으로는 고관절의 굴곡과 신전 동작을 반복해 줍니다.

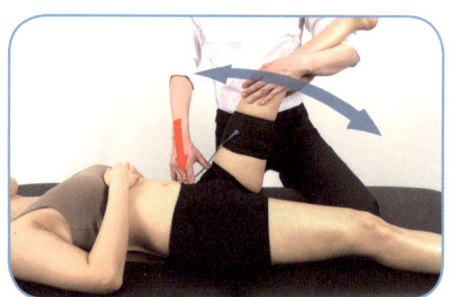 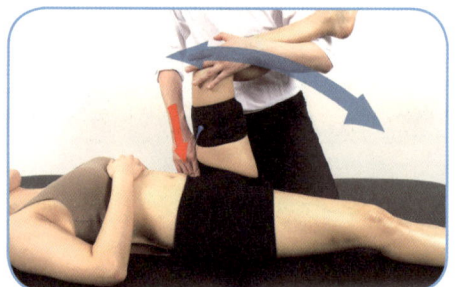

[4단계]

전방으로 활주 된 대퇴골두의 후방 활주를 유도하며 동시에 슬곡근을 신장시킵니다.

• 환자자세 : Supine position	• 플레이트 : Low back
• 설정 : TECAR 2.0, RET, Low pulse, Strap(Thigh), 30%	• 적용시간 : 2분

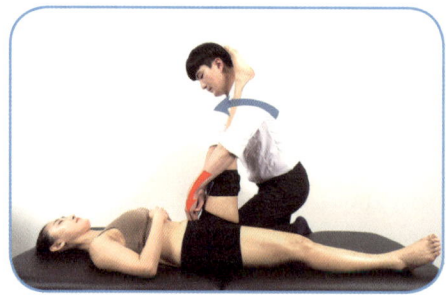

1. 치료사의 두 손으로 대퇴골두 또는 장요근 부위를 아래로 누르면서 환자의 종아리 부분을 치료사의 어깨에 대고 슬관절의 신전과 고관절의 굴곡을 통해 슬곡근을 신장시킵니다.

[5단계]

고관절의 가동성 및 안정성을 강화합니다.

• 환자자세 : Hook-lying position	• 플레이트 : Low back (Patch)
• 설정 : TECAR 2.0, Low pulse, Strap(Thigh), 30%	• 적용시간 : 3분(10회씩 3세트)

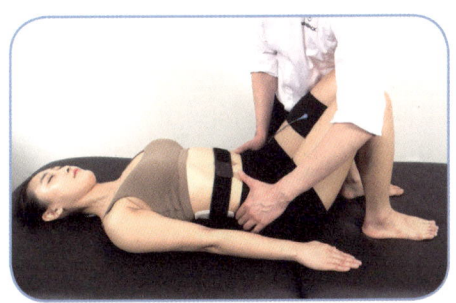

1. 환자의 골반 정렬을 중립으로 만든 상태에서 치료사는 양쪽 골반을 손으로 잡습니다.

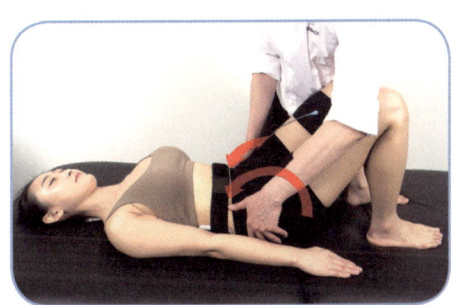

2. 치료사는 양쪽 골반을 보조합니다. 환자는 천골을 바닥에서 살짝 들어 올려주고, 허리를 바닥에 붙여 골반의 후방경사를 만들어줍니다.

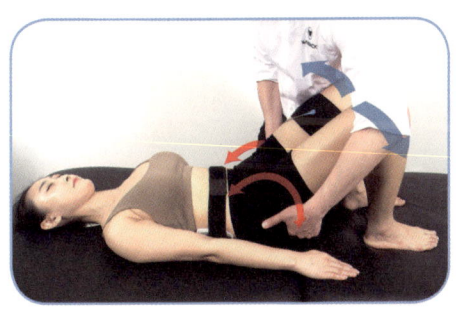

3. 마지막으로 고관절의 외회전을 만들어 줍니다. 이 동작을 통하여 대둔근과 중둔근의 근활성도를 증가시킵니다. 이 힘을 유지한 상태에서 골반 경사운동을 적용합니다.

[6단계]

교각운동(Bridging exercise)으로 대둔근을 강화하고 움직임 조절 능력을 높여줍니다.

• 환자자세 : Hook-lying position	• 플레이트 : Low back (Patch)
• 설정 : TECAR 2.0, Low pulse, Strap(Thigh), 30%	• 적용시간 : 3분(10회씩 3세트)

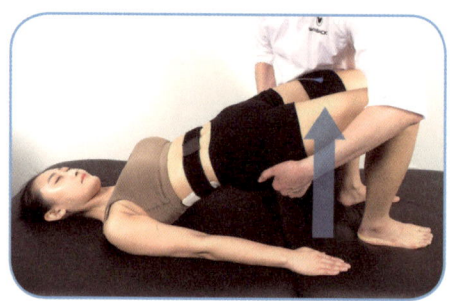

1. 골반경사운동으로 활동성이 증가된 대둔근과 중둔근의 힘을 더욱 가중(Summation)시키기 위해 골반에 후방경사와 고관절 외회전을 유지한 상태에서 엉덩이를 들어주는 교각운동을 적용합니다.

   치료사는 환자의 몸통과 다리가 일직선 되는 상태까지 엉덩이를 올릴 수 있도록 보조하고, 대둔근의 수축이 지속적으로 나타나는지 확인하면서 운동강도와 횟수를 조절합니다.

   Hook-lying position에서 무릎의 굴곡 각도가 작아지면 교각운동 시 슬괵근의 개입이 커지게 됩니다. 그렇기 때문에 대둔근의 활성도가 최적인 상태에서 무릎 굴곡 각도를 만들어 주는 것이 필요합니다.

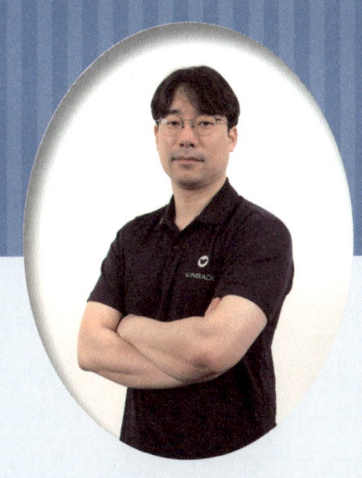

오유종

자세굿재활의학과 센터장
WINBACK TECAR Therapy 전문가
대한척추교정물리치료학회 도수치료사
현) 대한척추교정물리치료학회 보조강사
전) 피앤알신경외과 도수치료사
전) 미래정형외과 TKRA 재활치료사

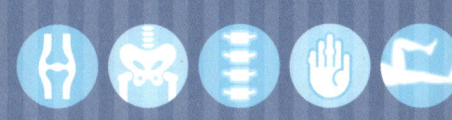

> "
> 다양한 고주파 장비들을 이용해봤지만
> 원하는 반응이 나오지 않아
> 실망한 적이 많았습니다.
> 단순히 온열 효과를 이용한 근육 이완을 넘어
> 관절 적용에 효과적인 치료 기기를 찾던 중
> 윈백을 만나게 되었습니다.
> 윈백의 다양한 TECAR 프로그램을 통해
> 원하는 Deep Muscle을 이완한 후 테크닉을 적용하면
> 관절 교정이 훨씬 수월해지는 경험을 하였습니다.
> 여러 선생님들과
> 이 경험을 나눠봤으면 합니다.
> "

6. 슬관절(Knee joint)

1) 슬관절 전치환술(Total knee replacement arthroplasty)

■ 슬관절 전치환술의 정의

슬관절 전치환술이라고 불리는 TKRA는 경골, 대퇴골, 슬개골 관절의 표면이 손상된 경우, 뼈와 관절 일부를 제거하고 여기에 금속과 특수플라스틱으로 제작된 인공관절을 삽입하여 원래의 관절면(Articular surface)을 회복시키는 수술을 말합니다.

TKRA는 인공관절의 마모와 뼛속에서의 이완현상 때문에 10~15년이 지나면 마모되어 재수술이 필요할 수도 있어 그동안 젊은 사람에게는 권유하지 않았으며, 60세 이상 노인에게만 제한적으로 적용하였습니다. 최근에는 반영구적으로 사용 가능한 생체친화소재의 인공관절이 개발되었고, 국내에서도 2~3년 전부터 '세라믹-세라믹', '금속-금속' 관절이 소개되어 젊고 활동력 있는 환자를 대상으로도 사용 폭이 점차 확대되고 있습니다.

퇴행성 관절염, 류마티스 관절염, 무혈성 괴사증 또는 골종양 등은 관절이 심하게 손상되면서 통증 및 운동 제한이나 변형을 수반하는 경우가 많습니다. 이때 인공관절수술을 받게 되면 통증이 없어지고, 관절의 운동성이 좋아지게 됩니다.

수술 연령에 따로 제한을 두지는 않지만, 무릎관절에 심한 스트레스가 지속적으로 가해지는 경우에는 재수술의 가능성이 다른 그룹보다 다소 높을 수 있으므로 주의가 필요합니다.

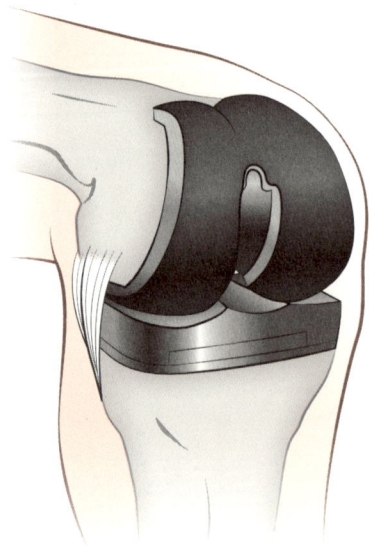

그림 6-1 슬관절 전치환술

> ### 👆 주요 증상
>
> - 무릎 부위에 발열 및 부종이 있습니다.
> - 무릎 관절과 발목 관절의 가동성 제한이 있습니다.
> - 무릎에 통증이 있습니다.
> - 하지 근력이 약해집니다.
> - 감각이상이 있습니다.

■ 슬관절 전치환술 검사방법

❶ 종창 검사(Swelling check)

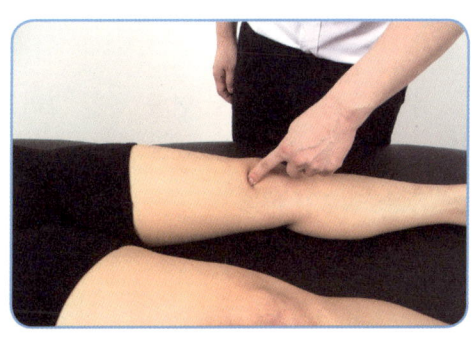

환자의 무릎부위를 손으로 눌러봅니다. 부종(Edema)인 경우에는 조직 내에 림프액이나 조직의 삼출물 등이 고여 과잉된 상태이므로 조직이 부풀어 오르고, 누르면 피부가 일시적으로 움푹 들어갑니다.

종창(Swelling)인 경우에는 염증으로 인해 부어 오른 것이기 때문에 누른 부위에 탄력이 있어서, 다시 원상태로 돌아옵니다. 누른 부위가 느리게 회복된다면 문제가 있는 것입니다.

❷ 하지관절의 가동성 검사(Low extremity ROM test)

TKRA 후 하지 관절은 약화되고 가동범위에 제한이 생기기 때문에 고관절, 슬관절, 발목관절의 근력과 능동관절운동범위, 수동관절범위를 검사합니다. 움직임에 제한이 있다면 양성입니다.

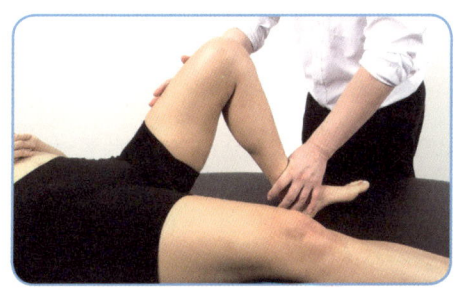 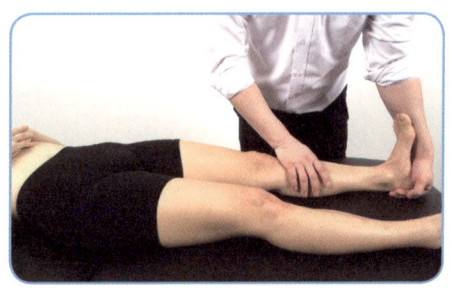

❸ 일어서서 걷기 검사(TUG test)

동적 균형과 이동 능력을 측정하는 테스트로 의자에서 일어나 3m를 걷고, 되돌아 3m를 걸어온 다음에 의자에 앉는 시간을 측정하는 검사로 13.5초 이내는 정상이고 초과된다면 낙상의 위험이 있습니다. 13.5초보다 느리면 보행에 문제가 있는 것입니다.

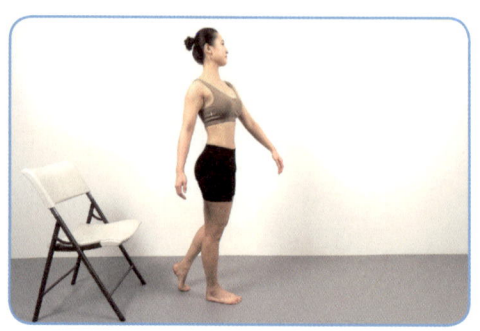

■ 슬관절 전치환술 치료의 핵심 포인트

❶ 슬관절 전치환술 후 급성기 단계(1단계)

수술 후 초기 단계로 염증, 종창 그리고 심한 통증을 호소하는 단계입니다. 초기에는 부종 및 종창 관리와 함께 절개 후 봉합된 부위의 회복이 필요합니다. 테카테라피는 수술 후 3일 이후 적용합니다. 염증단계이기 때문에 열이 발생하지 않는 비열 모드를 이용하여 통증완화(관절유동술이 가능할 때까지)와 부상회복에 초점을 두고 치료합니다. 능동관절운동범위를 기능적인 활동범위(슬관절 0~90도)까지 만들어줍니다.

❷ 슬관절 전치환술 후 아급성기 단계(2단계)

수술 후 2~4주 지난 상태입니다. 지금 단계에서는 능동 보조관절 가동범위로는 135도 이상이고, 능동적 관절운동범위는 110도까지 확보되어야 합니다. 미열과 고열을 적용하면서 근육을 이완하고 관절운동범위는 점진적으로 늘려야 합니다. 안정성과 기능을 회복하기 위하여 수동 관절가동범위, 능동 보조관절가동범위, 능동 관절가동범위 운동을 적용합니다.

❸ 슬관절 전치환술 회복기 또는 만성기 단계(3단계)

수술 후 3~6개월이 지난 상태입니다. 관절운동범위가 정상인 135도 이상 확보되어야 합니다. 만약 관절운동범위에 제한이 있고 통증이 있다면, 미열과 고열 그리고 강한 고열을 이용하여 굳어진 근육을 이완하고 관절운동범위의 제한을 개선해야 합니다. 수술부위 상흔이 굳어져 움직임을 제한하는 경우가 있으므로, 강한 고열로 이완해주어야 합니다.

■ 슬관절 전치환술 테카테라피 프로그램

단계	자세	플레이트	설정	치료방법	적용시간 (총 27분)
1-1 단계	Supine	Low back	TECAR 1.0 CET, Dynamic, Low pulse, 10%	1단계 급성기 단계에 적용합니다. 비열 모드로 설정한 상태에서 슬관절 주변 조직(수술 부위는 적용하지 않습니다.)과 대퇴사두근, 내전근, 슬곡근, 대퇴근막장근 부위에 러빙합니다.	6분
1-2 단계	Supine	Low back	TECAR 1.0 Bracelet, 10%	1단계 급성기 단계에 적용합니다. 부종이 있는 부위를 림프 마사지로 이완하고 관절운동을 적용합니다.	3분
2-1 단계	Supine	Low back	TECAR 1.0 CET, Dynamic, 20~50%	2단계 아급성기 단계와 3단계 회복기 또는 만성기 단계에 적용합니다. 슬관절 주변 조직(수술 부위는 적용하지 않습니다.)과 대퇴사두근, 내전근, 슬곡근, 대퇴근막장근 부위에 러빙합니다.	6분
2-2 단계	Supine	Low back	TECAR 1.0 Bracelet, 30%	2단계 아급성기 단계와 3단계 회복기 또는 만성기 단계에 적용합니다. 미열을 주면서 슬관절 주변 근육을 부드럽게 이완하면서 관절운동을 적용합니다.	3분
3단계	Supine	Low back	TECAR 1.0 RET, 20~50%	2단계 아급성기 단계와 3단계 회복기 또는 만성기 단계에 적용합니다. 슬개골과 슬관절에 관절 유동술을 적용합니다.	3분
4단계	Supine	Low back	TECAR 2.0 Strap(Calf) Low pulse, 30%	2단계 아급성기 단계와 3단계 회복기 또는 만성기 단계에 적용합니다. 종아리에 Strap을 착용하고 수동운동, 보조운동, 능동운동을 적용합니다.	3분 (10회씩 3세트)
5단계	Supine	None	TECAR 4.0 Multipolar 30~40%	3단계 회복기 또는 만성기 단계에 적용합니다. 완전히 회복된 수술 후 상처부위 굳은 조직에 러빙을 합니다.	3분

[1-1단계]

비열을 이용해 통증과 종창을 개선하고, 신진대사를 촉진시켜 회복을 도와줍니다.

• 환자자세 : Supine position	• 플레이트 : Low back
• 설정 : TECAR 1.0, CET, Dynamic, Low pulse, 10%	• 적용시간 : 6분

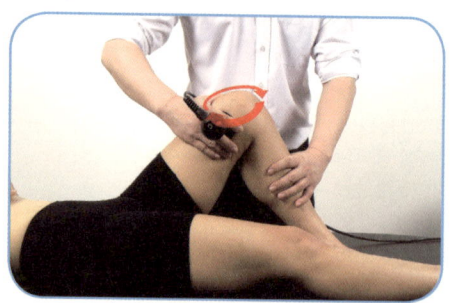

1. 무릎관절을 90도 굴곡시킨 상태에서 무릎 주변 조직에 러빙합니다. (수술부위에는 적용하지 않습니다)

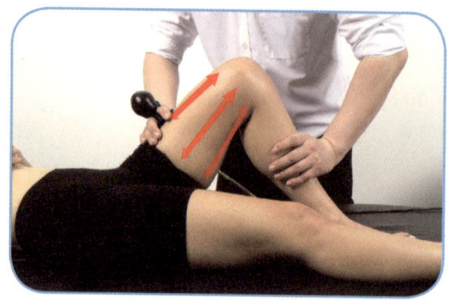

2. 대퇴사두근, 내전근, 슬괵근, 대퇴근막장근의 기시점과 정지점을 따라 부드럽게 러빙합니다.

[1-2단계]

림프순환마사지로 종창을 감소시키고, 통증을 완화합니다.

• 환자자세 : Supine position	• 플레이트 : Low back
• 설정 : TECAR 1.0, Bracelet, 10%	• 적용시간 : 3분

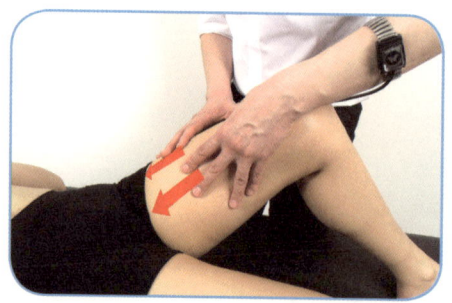

1. 종창이 있거나 통증이 있는 슬관절 주변과 근육에 림프 순환마사지를 적용합니다. (원위부에서 근위부 방향으로 움직입니다)

[2-1단계]

미열 및 고열을 이용해 근육을 이완하고 통증을 완화합니다.

• 환자자세 : Supine position	• 플레이트 : Low back
• 설정 : TECAR 1.0, CET, Dynamic, 20~50%	• 적용시간 : 6분

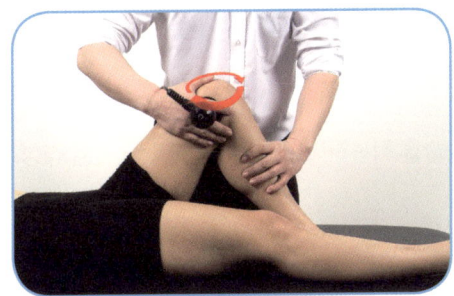

1. 무릎관절을 90도 굴곡시킨 상태에서 무릎 주변 조직에 러빙합니다. (수술부위에는 적용하지 않습니다)

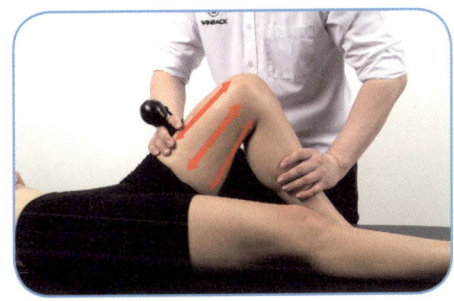

2. 대퇴사두근, 내전근, 슬곡근, 대퇴근막장근의 기시점과 정지점을 따라 부드럽게 러빙합니다.

[2-2단계]

슬관절 주변 조직과 근육을 이완하고 관절운동범위를 개선합니다.

• 환자자세 : Supine position	• 플레이트 : Low Back
• 설정 : TECAR 1.0, RET, Bracelet, 30%	• 적용시간 : 3분

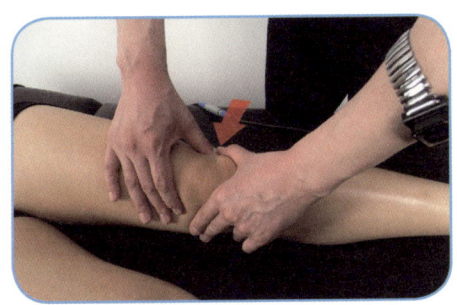

1. 대퇴두근, 내전근, 슬곡근, 대퇴근막장근의 굳어진 통증 포인트를 찾아 이완합니다. 그리고 운동에 제한이 있는 슬관절의 굴곡과 신전 범위를 수동적인 저항을 주면서 신장합니다.

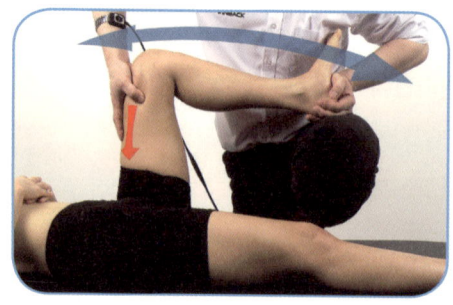

2. 운동에 제한이 있는 슬관절의 굴곡과 신전 범위를 수동적인 저항을 주면서 신장합니다.

[3단계]

미열 및 고열과 함께 슬개골과 슬관절에 관절유동술을 적용하여 관절놀이(Joint play)를 정상화합니다.

• 환자자세 : Supine position	• 플레이트 : Low back
• 설정 : TECAR 1.0, RET, 20~50%	• 적용시간 : 3분

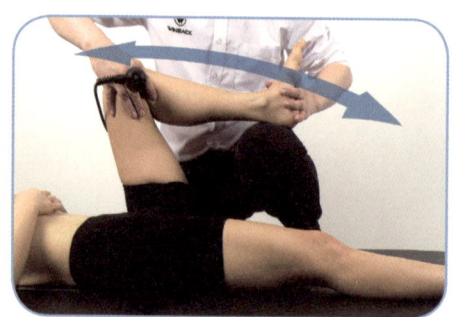

1. 제한이 있는 슬개골과 슬관절 아래 부위에 일렉트로드를 접촉합니다. 슬관절에 수동적 굴곡, 신전 동작을 만들면서 슬개골에 관절가동술을 적용합니다.

[4단계]

PROM, AAROM, AROM 운동으로 슬관절 안정화 근육을 강화하고 기능을 개선합니다.

• 환자자세 : Supine position	• 플레이트 : Low back
• 설정 : TECAR 2.0, Strap(Calf), Low pulse, 30%	• 적용시간 : 3분(10회씩 3세트)

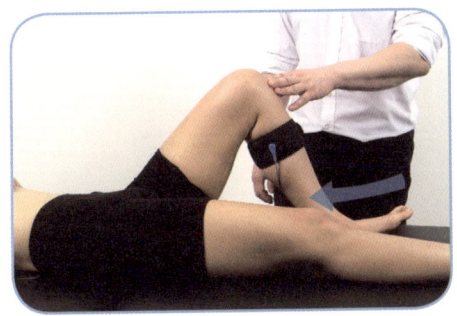

1. 종아리에 Strap을 착용한 상태에서, 슬관절에 수동적 굴곡과 신전 움직임을 반복합니다.

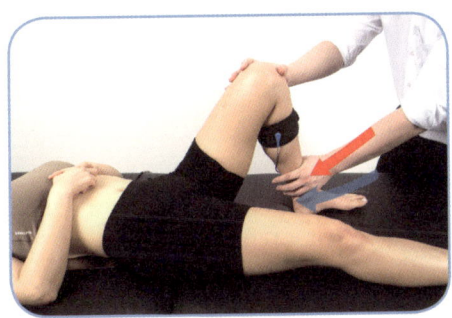

2. 슬관절에 능동적 굴곡과 신전 움직임을 만들 때 치료사가 움직임 방향으로 밀면서 도와줍니다.

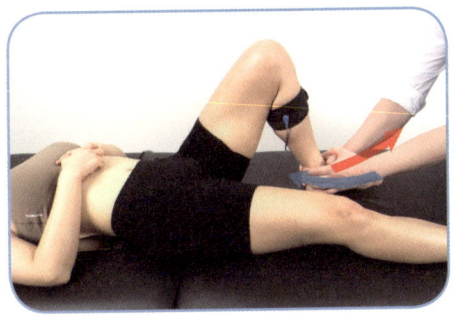

3. 슬관절에 능동적 굴곡과 신전 움직임을 만들 때 치료사는 움직임 방향의 반대방향으로 약한 저항을 주면서 운동을 적용합니다.

※ PROM, Passive range of motion(수동관절가동범위)
※ AAROM, Active assistive range of motion(능동보조관절가동범위)
※ AROM, Active range of motion(능동관절가동범위)

[5단계]

굳어진 상처부위를 이완하여 움직임을 회복하고 통증을 감소시킵니다.

• 환자자세 : Supine position	• 플레이트 : None
• 설정 : TECAR 4.0, Multipolar, 30~40%	• 적용시간 : 3분

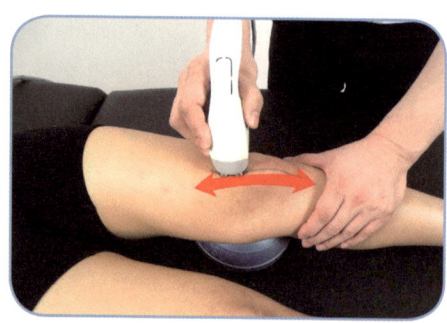

1. 수술한 부위 주변 조직을 멀티폴라의 돌기로 이완하면서 고열을 적용합니다. 동시에 치료사의 손가락으로 가벼운 마사지를 적용하면서 굳어진 상흔부위를 이완합니다.

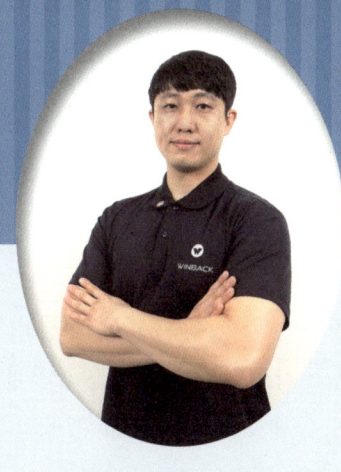

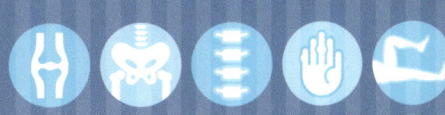

권오현

구로성심병원 물리치료실 실장
WINBACK TECAR Therapy 전문가
SPS (Spiral stabilization of the spine) 전문가
전) 인천 하이병원 도수&물리치료실 실장

"

처음 TECAR 테라피를 받았을 당시,
약하지만 만성적으로 가지고 있던 엘보우 통증이
짧은 시간안에 경감되는 놀라운 경험을 했습니다.
그 이후 임상에서 윈백 테카테라피를
환자들에게 적용해보니 즉각적인 통증완화,
근육이완 그리고 조직의 빠른 회복에 효과적이었습니다.
나아가 그런 점들이 도수치료사에게
좋은 시너지를 만들어 줄 수 있다고 생각합니다.
제가 경험한 윈백 테카테라피를
더 많은 치료사들이 경험하고
임상에 적용할 수 있기를 바랍니다.

"

2) 전방십자인대 손상(Anterior cruciate ligament injury)

■ 전방십자인대 손상의 정의

전방십자인대 손상은 무릎의 주요 인대 중 하나인 전방십자인대에 손상과 염좌가 발생한 것을 말합니다. 이는 활동이 많거나 스포츠활동을 즐기는 분들에게 주로 발생하는 손상입니다.

이 손상은 통증과 무릎의 불안정성을 유발하여, 운동 능력을 저하시키며 증가된 회전성 불안으로 반월상과 관절 연골에 이차적 손상이 발생하게 됩니다. 전방십자인대 손상 후 약 50%의 환자에게 조기 퇴행성 관절염이 발생하는 것으로 알려져 있습니다.

일반적으로 굴곡된 슬관절에 과도한 회전력과 외반력이 가해졌을 때 전방십자인대가 심하게 손상됩니다. 그 외에도 과신전과 과도한 외전 혹은 내반력 그리고 경골의 과도한 전방전위 등 여러가지 기전에 의해 손상이 일어날 수 있습니다.

직접적인 가격과 같은 접촉성 손상보다는 불안정한 상태에서의 착지와 같은, 비접촉성 손상이 두배 이상 많게 나타납니다.

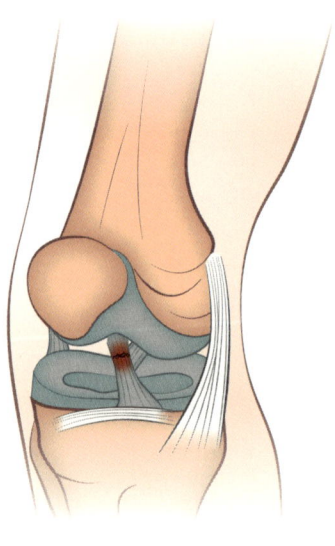

그림 6-2 전방십자인대 손상

손상으로 인한 전형적인 증상은 갑작스럽게 무릎이 어긋나는 느낌과 함께 팝핑 사운드(Popping sound)를 느끼고, 심한 통증으로 인해 더 이상의 운동이나 보행이 불가능해 집니다. 또한 빠른 속도로 관절혈종이 발생합니다.

부분 손상의 경우 이러한 전형적 증상이 발생하지 않을 수 있으며 부종이 심하지 않거나 어느 정도의 운동이나 보행이 가능할 수도 있습니다. 붓기가 줄어들면 무릎을 움직이기 수월해지지만, 파열을 치료하지 않으면 불안정성은 계속 재발되기 때문에 달리기나 점핑과 같이 민첩성을 요하는 동작을 할 경우 증상이 악화될 수 있습니다.

주요 증상

- 완전한 전방십자인대 손상 시, 팝핑 사운드가 나타납니다.
- 대개 비틀림이나 젖힘 손상으로 인해 갑작스러운 통증과 주저앉음을 호소하며, 환자의 3분의 1정도는 인대가 끊어지는 소리를 듣게 됩니다.
- 걷지 못할 정도의 극심한 통증과 불안정성이 나타납니다.
- 삼출액이 빠르게 증가되면서 부종이 생깁니다.

■ 전방십자인대 손상 검사방법

❶ 라크만 검사(Lachman's test)

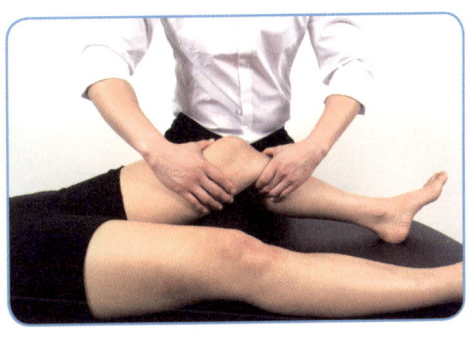

무릎을 20~30도 굴곡시킨 상태에서 경골을 앞으로 당겨 견인력을 평가합니다. 견인의 정도 및 정지점의 이동량을 평가하여, 끝 느낌이 부드럽지 않거나 전위가 느껴진다면 양성(전방십자인대 손상)입니다. 급성기에서는 부종과 통증으로 인해 사용하기 힘든 검사법이므로 급성기 이후 단계에서 사용합니다.

❷ 회전불안정성 검사(Pivot-shift test)

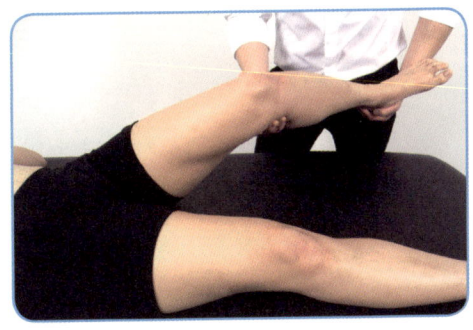

무릎의 경골을 내회전으로 유도한 후 무릎을 편상태에서 20~30도 굴곡하여 '덜컥'하는 소리가 들리는지 평가합니다. 통증과 불안정한 움직임이 보인다면 양성(불안한 슬관절)입니다.

❸ 전방전위 검사(Anterior drawer test)

무릎 90도 굴곡, 고관절 45도 굴곡 후 경골을 무릎 앞쪽으로 당겨 견인력을 평가합니다. 견인 정도의 차이를 확인하며 큰 전위가 있다면 양성(전방십자인대 손상)입니다.

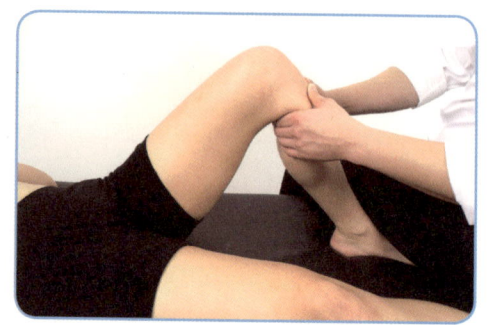

■ 전방십자인대 손상 치료의 핵심 포인트

❶ 손상 초기에는 부종과 통증을 완화시키는 관리가 필요합니다.

전방십자인대 파열 시 관절혈증(관절내에 피가 고임)으로 관절의 압력이 상승합니다. 그로 인해 주위 조직들은 압박을 받으며 통증이 발생하고 움직임에 제한이 있습니다. 동시에 염증성 부종이 발생하기 때문에 손상 초기에는 부종관리와 통증완화가 꼭 필요합니다.

❷ 급성기 이후에는 제한된 관절가동범위를 회복시키고 통증을 관리합니다.

전방십자인대 손상이나 파열이 있는 경우 통증과 함께 말초혈액 순환장애, 슬관절의 운동범위 저하 그리고 근력약화, 움직임의 제한, 근육의 단축 등이 발생합니다. 이러한 이유로 급성기 이후 단계에서는 제한된 관절가동범위를 회복시키고, 통증 및 부종을 관리해야 합니다.

❸ 회복기 또는 만성기 단계에서는 약해진 근육들을 강화하여 슬관절의 기능을 회복합니다.

손상 이후 회복이 제대로 안되면 만성적인 기능 제한과 통증이 남아있을 수 있습니다. 무릎 통증이 지속되면서 조직의 유연성 저하 및 통증 역치 저하와 함께 말초혈액 순환장애(울혈)등이 동반됩니다. 유연성이 저하된 조직은 점점 사용하지 않게 되어, 근력 저하와 불균형을 초래합니다. 그 결과 유연성은 더욱 저하되고, 통증이 심해지는 악순환이 반복됩니다. 만성기 단계의 치료 포인트는 슬관절 주위 근육들의 강화, 운동조절, 그리고 정상적인 움직임을 만들어 주는 것입니다.

■ 전방십자인대 손상 테카테라피 프로그램

단계	자세	플레이트	설정	치료방법	적용시간 (총 15분)
1단계	Supine	None	TECAR 4.0 Multipolar 20~40%	무릎 주변 대퇴사두근 피부의 움직임을 평가한 후 활동성이 저하된 부위를 러빙합니다.	3분
2단계	Supine	Low back	TECAR 1.0 CET, Dynamic 30~50%	서혜부(Inguinal region)와 대퇴부 안쪽에 동맥과 정맥이 지나가는 부위를 빠르게 원을 그리며 러빙합니다.	3분
3단계	Supine	Low back	TECAR 1.0 CET, Dynamic, Super pulse 40~50%	허벅지와 종아리근육의 기시점과 정지점방향을 따라 러빙합니다.	3분
4단계	Supine	Low back	TECAR 1.0 RET+, Low beat, 30%	통증이 있고 약해진 근육 부위를 러빙합니다.	3분
5단계	Supine	Low back	TECAR 2.0 Strap(Calf) Low pulse, 40%	슬개골과 슬관절의 관절가동범위 운동과 안정화 운동을 적용합니다.	3분 (10초씩 3세트)

[1단계]

전방십자인대 손상으로 굳어진 대퇴사두근의 근막을 이완합니다.

• 환자자세 : Supine position	• 플레이트 : None
• 설정 : TECAR 4.0, Multipolar, 20~40%	• 적용시간 : 3분

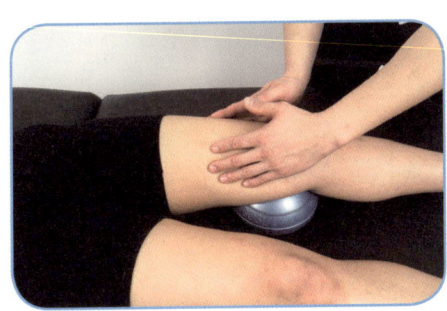

1. 대퇴사두근에 스킨 테스트를 적용하여 근막의 움직임(상, 하, 좌, 우)이 제한된 부위를 찾습니다.

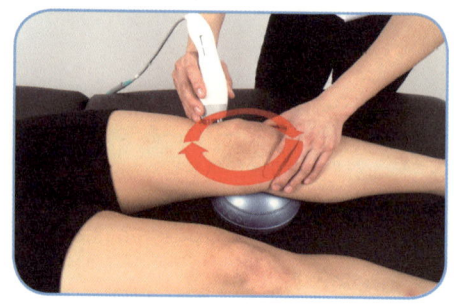

2. 움직임이 제한된 부위를 러빙합니다. 적용후 다시 스킨 테스트를 하여 움직임을 확인합니다. 제한이 남아 있다면 그곳을 다시 러빙합니다.

[2단계]

대퇴부위의 순환을 촉진하고 부종을 개선합니다.

• 환자자세 : Supine position	• 플레이트 : Low back
• 설정 : TECAR 1.0, CET, Dynamic, 30~50%	• 적용시간 : 3분

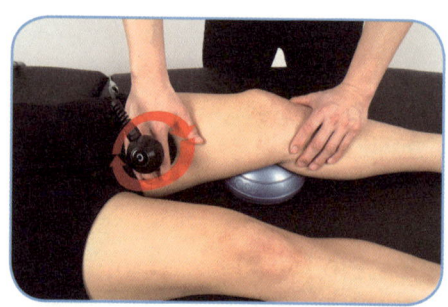

1. 서혜부와 대퇴부 안쪽에 동맥과 정맥이 지나가는 곳을 빠르게 원을 그리며 러빙합니다. 고열(50% 강도)을 이용하여 순환을 촉진하는 치료로 열감을 계속 체크해야 합니다.

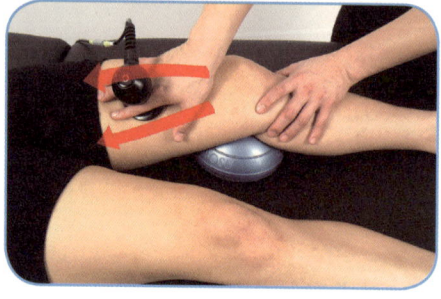

2. 혈류의 흐름을 촉진한 상태에서 중간 정도(30~40%)의 열과 함께 부드러운 림프순환 마사지를 적용합니다.

[3단계]

허벅지근육과 종아리근육을 이완하여 통증을 줄이고 근육의 기능을 개선합니다.

• 환자자세 : Supine position	• 플레이트 : Low back
• 설정 : TECAR 1.0, CET, Dynamic, Super pulse, 40~50%	• 적용시간 : 3분

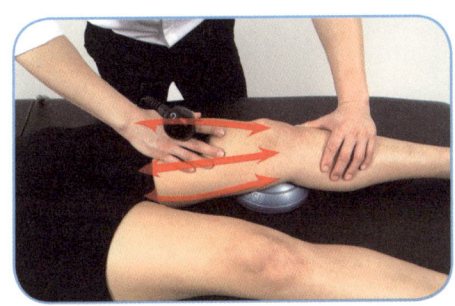

1. 허벅지 근육(대퇴사두근, 슬곡근, 내전근, 대퇴근막장근)의 기시점과 정지점 방향을 따라 부드럽게 러빙합니다. 허벅지 부위는 근육이 크고 두꺼워 강한 고열을 만들어주는 Super pulse 기능을 사용합니다. 만약 심부열이 강하게 느껴진다면 Super pulse를 사용하지 않습니다.

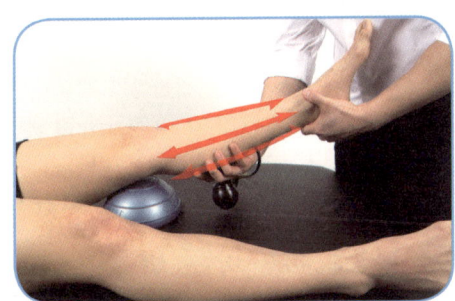

2. 슬관절 주변 근육과 하퇴의 종아리 근육(비복근, 가자미근, 전경골근, 비골근)의 기시점과 정지점 방향을 따라 부드럽게 러빙합니다.

[4단계]

무릎의 통증을 감소시키고 근기능을 회복합니다.

• 환자자세 : Supine position	• 플레이트 : Low Back
• 설정 : TECAR 1.0, RET+, Low beat 30%	• 적용시간 : 3분

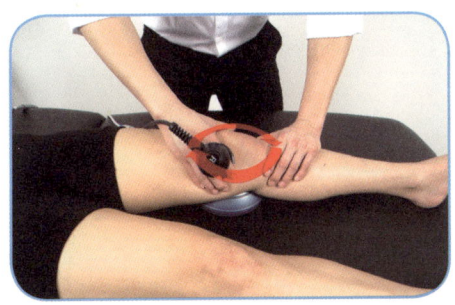

1. 통증이 있는 부위와 슬관절 주변 근육을 Low beat 기능을 사용하여 원을 그리듯 부드럽게 러빙합니다. 이때 Low beat 기능은 통증의 완화에 도움을 줍니다

※ 인공삽입물이 있는 경우 Low beat를 사용하지 않습니다.

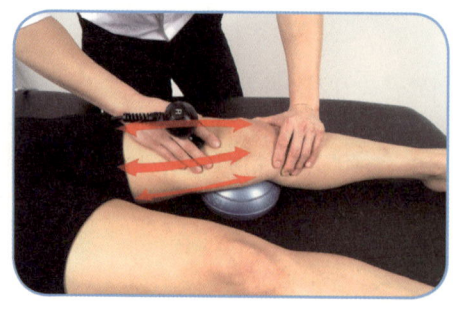

2. 약화된 대퇴사두근, 슬괵근, 내전근, 대퇴근막장근의 기시점과 정지점 방향을 따라 러빙합니다. Low beat 기능은 근기능을 회복하는데 도움을 줍니다.

[5단계]

슬개골과 슬관절의 관절가동범위를 증가시키고, 약화된 슬관절 안정화 근육을 강화합니다.

• 환자자세 : Supine position	• 플레이트 : Low back
• 설정 : TECAR 2.0, RET, Low pulse, Strap(Calf), 40%	• 적용시간 : 3분(10회씩 3세트)

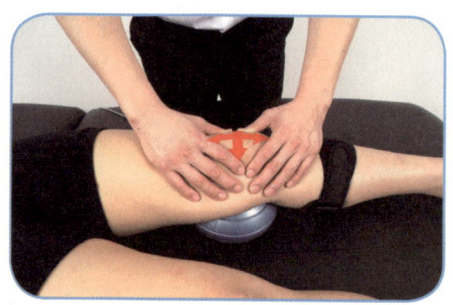

1. 무릎의 유연성 저하를 개선하기 위해 슬관절 주변의 근육을 이완하고, 슬개골이 잘 움직일 수 있도록 관절가동술을 적용합니다.

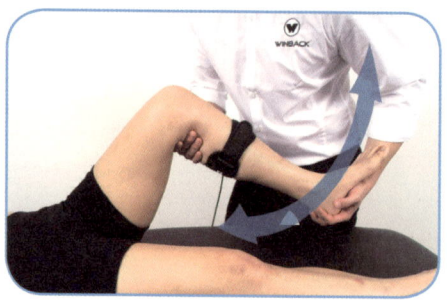

2. 허용범위 내에서 능동 또는 수동적으로 슬관절의 굴곡과 신전 관절운동과 강화운동을 적용합니다. 심부열효과로 통증을 줄여준 상태에서 운동을 적용하는 것이 가능합니다. 슬관절 안정화 근육의 근력과 운동조절능력을 회복하여, 부상을 예방합니다.

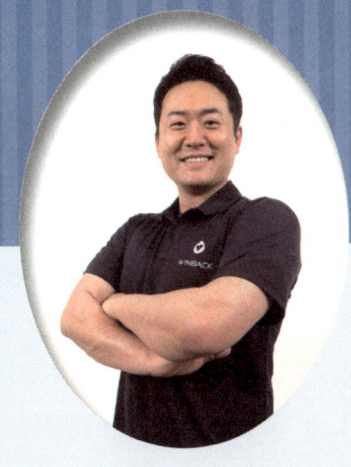

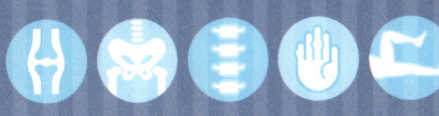

이성훈

WINBACK TECAR Therapy Instructor (Level 1)
전) 우경조병원 주임
전) 박진영병원 실장
전) 삼성전자 근골격계예방운동센터
전) 힐리언스코어운동센터 본사팀장
전) 시티병원 센터장

"

TECAR 테라피는

치료사 선생님들의 치료테크닉에

날개를 달아주는 컨셉이라고 생각합니다.

이제 막 도수치료를 시작하신 분들부터

오랜 경력자들에 이르기까지

윈백의 TECAR 테라피를 시작한 여러분 모두는

최고의 조력자와 함께

새로운 임상을 경험하실 수 있습니다.

급성기부터 만성기 환자까지 적용이 가능한

TECAR 테라피 컨셉을

자신있게 추천합니다.

"

3) 슬개대퇴통증증후군(Patellofemoral pain syndrome)

■ 슬개대퇴통증증후군의 정의

슬개대퇴통증증후군은 슬개대퇴관절 자체 또는 인접 연부조직에서 발생하는 통증을 말합니다. 슬개골은 대퇴사두근의 건(Tendon)안에 묻혀 있으며, 뒤쪽면은 연골로 덮여 있어 대퇴골의 연골 위를 따라 미끄러집니다. 슬개골의 연골은 활액막에서 생성되는 활액에 의해 부드러운 움직임이 가능합니다. 슬개골은 대퇴사두근의 힘줄에 붙어있기 때문에 대퇴사두근의 기능과 매우 밀접한 관계를 가지고 있습니다.

슬개대퇴통증증후군은 슬개골 외상으로 인해 발생할 수 있지만 슬개대퇴 관절의 과사용과 과부하, 해부학적 구조 문제, 생리역학적 이상, 근육 약화, 불균형 그리고 기능부전과 같은 여러 요인들에 의해 발생할 수 있습니다. 문제의 원인이 많기 때문에 증상이 쉽게 악화되고 치료에도 어려움을 겪는 경우가 많습니다.

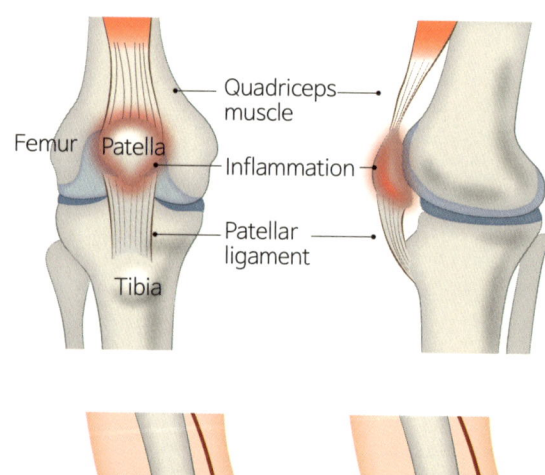

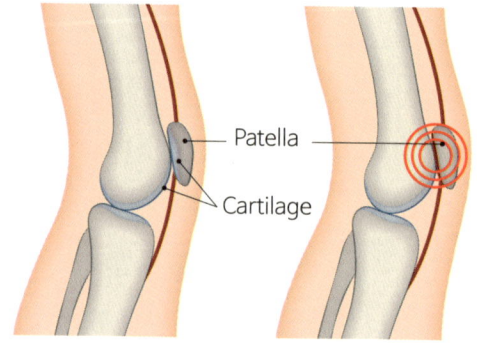

그림 6-3 슬개대퇴통증증후군

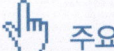 **주요 증상**

- 무릎을 구부리거나 펼 때 슬개골 주변에서 염발음과 통증이 발생한다.
- 의자에 앉거나 쪼그려 앉을 때 무릎의 전면부에 통증과 불편감이 있다.
- 언덕이나 계단을 내려갈 때 슬개골 주변에서 통증이 발생하여 옆으로 내려가는 보상패턴이 발생할 수 있다.
- 심할 경우 무릎 전면에 부종과 열이 발생한다.

■ 슬개대퇴통증증후군 검사방법

❶ 슬개골 압박 검사(Clarke's test)

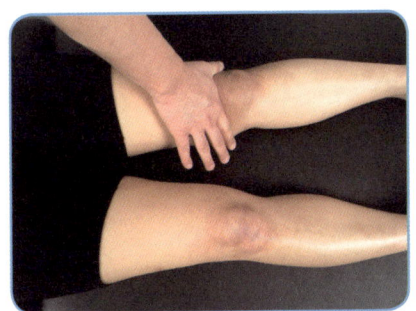

환자는 무릎을 펴고 편안하게 누운 자세에서 검사자는 엄지와 검지 손가락 사이를 슬개골의 위쪽에 놓습니다. 환자가 무릎을 신전하며 대퇴사두근을 수축할 때 검사자는 슬개골 아래쪽으로 압력을 가합니다. 슬개골이 움직일 때 통증이 있거나 검사를 완료할 수 없는 경우 양성으로 볼 수 있습니다.

❷ 대퇴사두근 수축 검사
(Quadriceps contraction test)

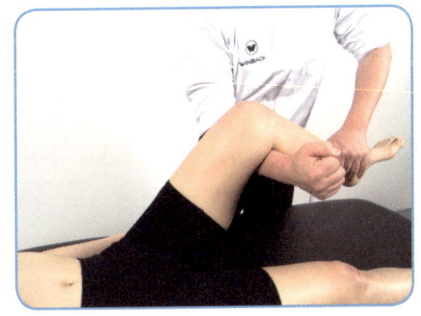

환자는 무릎을 펴고 편안하게 누운 자세에서 검사자는 전완을 환자의 무릎 아래에 두고 무릎을 30도 굴곡 시킵니다.
그리고 환자의 무릎신전수축에 대해 저항줍니다. 슬개골 앞쪽과 주변 조직에 통증이 발생하는 경우 양성으로 볼 수 있습니다.

❸ 스쿼트 검사(Squat test)

환자는 양 발을 골반 넓이만큼 벌리고 섭니다. 천천히 무릎을 구부리며 제자리 앉기를 실시합니다. 슬개골 앞쪽과 주변 조직에 통증이 발생하여 수행하기 힘들거나 골반이 빠지는 증상이 관찰되면 양성으로 볼 수 있습니다.

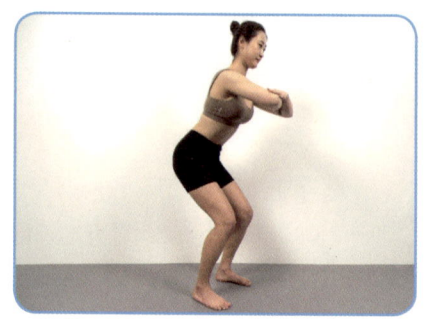

■ 슬개대퇴통증증후군 치료의 핵심 포인트

❶ 슬개골의 대퇴연골에 가해지는 압박을 줄여 주기 위해 굳어진 슬개골 건을 이완합니다.

슬개골 건이 굳어져 무릎을 움직일 때 대퇴연골에 압박이 증가됩니다. 그런 이유로 슬개골의 건을 가장 먼저 이완해야 합니다.

❷ 슬개골의 움직임을 개선합니다.

슬개골이 정위치에서 벗어나 움직일 경우 슬개골의 연골이 대퇴연골의 한쪽으로 더 많이 미끄러져 과도한 마찰이 발생됩니다. 이때 발생하는 관절의 스트레스를 중재해야 됩니다. 또한 관절에 견인을 적용하여 활액의 원활한 공급을 유도하는 것이 중요합니다.

❸ 슬개골이 정상위치에서 벗어나게 하는 근육들을 이완합니다.

슬개대퇴통증증후군은 일반적으로 외측광근이 내측광근보다 우세하게 사용되어 슬개골을 바깥쪽으로 당겨 발생합니다. 슬개골이 정상위치보다 바깥쪽으로 전위되어 있다면 외측광근의 이완과 내측광근의 강화운동을 병행하는 것이 중요합니다.

■ 슬개대퇴통증증후군 테카테라피 프로그램

단계	자세	플레이트	설정	치료방법	적용시간 (총 17분)
1단계	Supine	Low back	TECAR 1.0 CET, 40~50%	굴곡이완 상태에서 슬개골의 위, 아래 건을 부드럽게 러빙합니다.	3분
2단계	Supine	Low back	TECAR 5.0 2 Bracelet 30~40%	슬관절을 신전한 상태에서 슬개골의 위, 아래 건을 풀어줍니다. 유착이 심한 경우 강한 압박 마찰 마사지를 병행합니다.	2분
3단계	Supine	Low back	TECAR 5.0 2 Bracelet 30~40%	슬관절을 신전한 상태에서 슬개골의 움직임이 제한된 방향으로 관절가동술을 적용합니다.	2분
4단계	Supine	Low back	TECAR 5.0 2 Bracelet 30~40%	슬개관절의 압력 감소를 위해 견인을 진행합니다.	2분
5단계	Supine	Low back	TECAR 5.0 2 Bracelet 30~40%	슬개골 주변 조직을 이완합니다.	2분
6단계	Side-lying	Lateral abdominal	TECAR 1.0 CET, Dynamic 40~50%	슬관절을 굴곡 이완시킨 상태에서 대퇴의 외측면을 부드럽게 러빙합니다.	3분
7단계	Side-lying	Lateral abdominal	TECAR 1.0 Bracelet 30%	대퇴의 외측면 (장경인대와 대퇴근막장근)을 이완합니다.	3분

[1단계]

슬개골 주변 조직(대퇴사두근, 슬개골 건 등)을 이완합니다.

• 환자자세 : Supine position	• 플레이트 : Low back
• 설정 : TECAR 1.0, CET, 40~50%	• 적용시간 : 3분

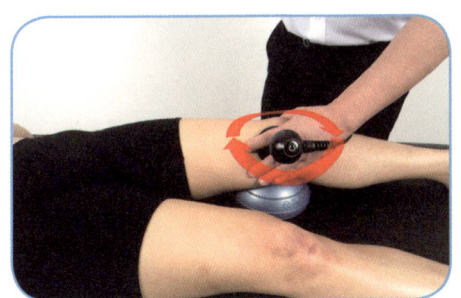

1. 무릎관절을 20~30도 굴곡한 상태에서 슬개골의 위, 아래 건에 부드럽게 원을 그리며 러빙합니다.

[2단계]

굳어진 슬개골 건과 슬관절 주변의 유착조직을 이완시켜, 관절의 압력 부하를 줄여줍니다.

• 환자자세 : Supine position	• 플레이트 : Low back
• 설정 : TECAR 5.0, RET, 2 Bracelet, 30~40%	• 적용시간 : 2분

1. 환자의 무릎을 편안하게 신전시킨 상태에서 슬개골의 위, 아래 건을 외측에서 내측으로, 그리고 내측에서 외측으로 20초 동안 밀어줍니다. 유착이 심한 경우 심부마찰마사지를 병행합니다.

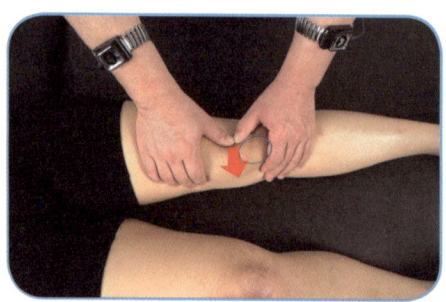 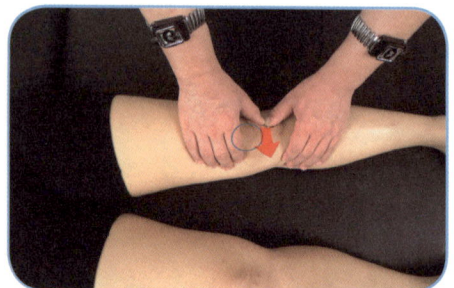

[3단계]

관절가동술을 통해 슬개골의 움직임을 개선시켜, 마찰로 인한 대퇴연골의 손상을 막습니다.

• 환자자세 : Supine position	• 플레이트 : Low back
• 설정 : TECAR 5.0, RET, 2 Bracelet, 30~40%	• 적용시간 : 2분

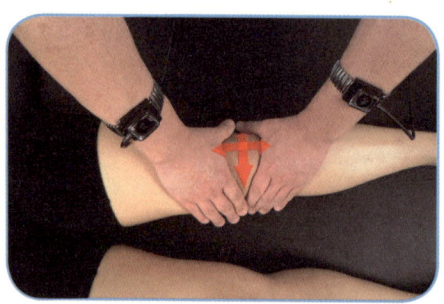

1. 양손을 이용하여 슬개골을 모아 잡습니다. 슬개골을 내측, 외측 그리고 위, 아래로 움직였을 때 저항을 확인한 후, 저항이 느껴지는 방향으로 통증 없는 범위까지 이동시켜 최소 15초 이상 유지합니다. 만약에 슬개골을 외측으로 이동해서 이완한다면, 대퇴골을 약간 외회전 시켜주어야 슬개연골과 대퇴연골의 충돌을 방지할 수 있습니다.

[4단계]

슬개골을 견인하여 부종을 감소시키고, 관절내 활액의 흐름을 개선합니다.

• 환자자세 : Supine position	• 플레이트 : Low back
• 설정 : TECAR 5.0, RET, 2 Bracelet, 30~40%	• 적용시간 : 2분

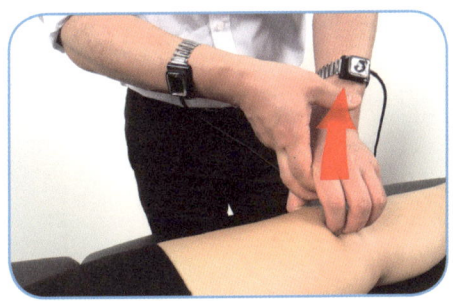

1. 치료사의 손가락 모두를 사용하여 슬개골을 잡고 반대손으로 보조합니다. 수직방향으로 견인하여 5초간 유지하는 것을 반복합니다. 슬개골을 너무 강하게 잡지 않도록 주의합니다.

[5단계]

슬개연골 내측과 외측에 유착된 부분을 이완하여 염증을 예방하고, 만성적 통증을 감소시킵니다.

• 환자자세 : Supine position	• 플레이트 : Low back
• 설정 : TECAR 5.0, 2 Bracelet, 30~40%	• 적용시간 : 2분

1. 치료사는 치료부위의 내, 외측으로 슬개골을 움직입니다. 슬개연골의 위치를 확인한 후 검지를 이용하여 환부 조직을 이완합니다. 이때, 강한 압력이 가해지지 않도록 주의합니다.

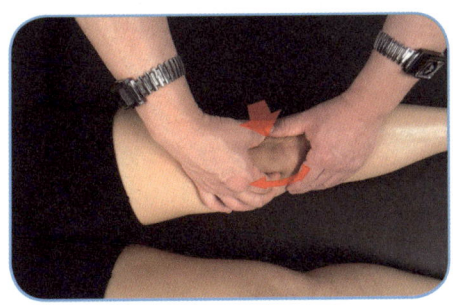 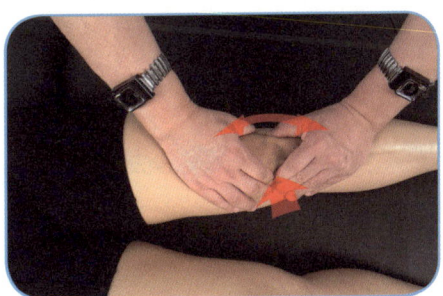

[6단계]

대퇴부 외측에 있는 과긴장된 대퇴근막장근, 장경인대를 이완합니다.

• 환자자세 : Side-lying position	• 플레이트 : Lateral abdominal
• 설정 : TECAR 1.0, CET, Dynamic, 40~50%	• 적용시간 : 3분

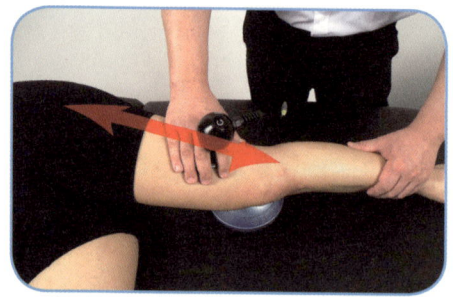

1. 대퇴의 바깥쪽 조직을 부드럽게 러빙하여 충분히 이완합니다. 러빙을 하면서 다음 단계에 치료를 진행할 조직의 긴장도를 파악할 수 있습니다.

[7단계]

단축된 대퇴근막장근과 장경인대를 이완하여 무릎 통증을 줄여줍니다.

• 환자자세 : Side-lying position	• 플레이트 : Lateral abdominal
• 설정 : TECAR 1.0, RET, Bracelet, 30%	• 적용시간 : 3분

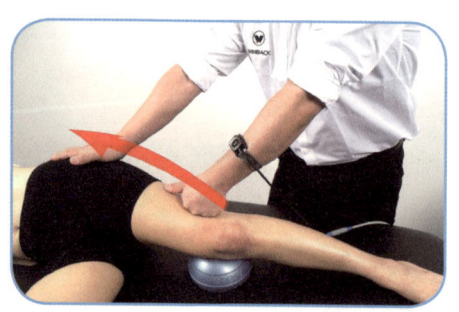

1. 주먹에 힘을 뺀 상태로 부드럽게 압박합니다. 무릎의 외측부터 시작하여 대퇴근막장근, 장경인대를 따라 골반까지 천천히 이완합니다. 너무 강하게 압박하면 오히려 긴장이 증가될 수 있으니 주의하며 이 과정을 3회 반복합니다.

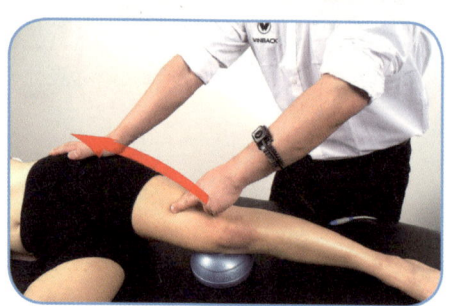

2. 환자가 불편감을 심하게 호소하거나 치료사가 유착된 부분을 느꼈다면 두번째 손가락위에 세번째 손가락을 겹쳐주고 대퇴근막장근과 장경인대를 따라 천천히 이완합니다.

윈백 테카트레인 TECAR TRAIN

윈백 테카테라피 마스터들의 주요 질환별 실전 프로토콜

발 행	2021년 3월 22일
공 저	김기한, 김선기, 김주현, 권오현, 나현경, 오동건, 오유종, 이갑인, 이성훈, 이재익, 이형렬
감 수	김형준
발 행 인	김성열
편 집	함상용, 김선기
발 행 처	다빈치엑스티
주 소	서울특별시 은평구 증산동 223-28 DMC자이 2단지 상가 404호 Tel. 02) 322-7687
정 가	20,000원
ISBN	979-11-965701-8-7 93510

- 저자 및 출판사의 허락없이 내용의 일부를 인용하거나 발췌하는 것을 금합니다.
- 저자와의 협의에 따라서 인지는 붙이지 않습니다.